Die Krisis des deutschen Ärztestandes

Eine soziologische Untersuchung

von

Dr. Ernst Mayer
Berlin-Südende

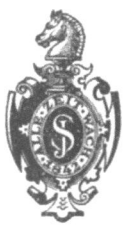

Berlin
Verlag von Julius Springer
1924

Alle Rechte, insbesondere das der Übersetzung
in fremde Sprachen, vorbehalten

ISBN 978-3-642-90085-3   ISBN 978-3-642-91942-8 (eBook)
DOI 10.1007/978-3-642-91942-8

Karl Jaspers

gewidmet

Vorwort.

Der Verfasser nachstehender Schrift ist auf die Darstellung der in ihr zusammengefaßten Gesichtspunkte gekommen, weil er in Ärzteversammlungen, beim Lesen der Presse, durch Urteile in der ärztlichen Sprechstunde, sogar durch Situationen beschämender Art, in die er in der Ausübung des Berufs geriet, sich häufig auf das äußerste niedergedrückt und erschüttert sah. Das Bewußtsein, daß Mißbräuche aller Art eingerissen sind, insbesondere, daß sich ein für die Ärzte und somit auch für die Nation unwürdiges Verhältnis zwischen den Ärzten und den Organen der Krankenhilfe fast schon durch mehrere Generationen forterbt, machte es ihm klar, daß hier Menschen und Einrichtungen in eine Sackgasse geraten sind.

Heute kämpft der ärztliche Beruf um die Grundlagen seiner Freiheit. Soweit er an diesem Kampfe beteiligt ist, verzichtet der Verfasser nicht darauf, den Gegner mit jedem würdigen Mittel anzugreifen.

Aber dieser so unfruchtbare, in seinen Wirkungen verheerende Kampf, der alle Beteiligten herabzuziehen droht, fordert endlich zu rationaler Besinnung auf. Die Frage erhebt sich, unter welchen Bedingungen solche Entwicklung möglich war und fordert zum Nachdenken darüber auf, ob nicht ein allgemeiner Standpunkt möglich wäre, der eine Umgestaltung dieser zerstörenden Antagonismen zuließe.

Es ist der jeweils lebenden Menschheit nicht möglich, die soziologischen Verstrickungen, die ihr Nährboden sind, zu übersehen, der heutigen noch weniger als jeder vergangenen. Wiewohl die heutigen Menschen sich in seichten Untersuchungen und Prophezeiungen förmlich überbieten, wer von uns wollte heute z. B. jenes Unüberblickbare erfassen oder gar deuten, das uns in den Krieg und in das Wirrsal, das er uns brachte, hineinführte!

Aber, während die soziologische Einstellung gegenüber fließender Wirklichkeit vielleicht nicht weiter gelangt, als die bloße Frage zu stellen und Richtungen aufzuzeigen, sind wir um so stärker gezwungen, die moralische Frage an das zu stellen, was uns umgibt und was wir selbst sind.

Nur einen winzigen Bruchteil im Zeitgeschehen machen die Veränderungen aus, die im ärztlichen Berufsleben eingetreten sind. Aber man darf behaupten, daß gewisse **allgemeine** Umwandlungen sich hier besonders deutlich und an einer für die Nation wichtigen Stelle zeigen.

Bei solcher Einschränkung wollen nachstehende Ausführungen nicht den Anspruch auf unbedingte Geltung erheben: sie stellen den als inneres Bedürfnis empfundenen Versuch eines Arztes dar, inmitten einer Entwicklung, die ein wohl noch nie erhörtes Tempo eingeschlagen hat, im Hinsehen auf die zeitlosen Erfordernisse seines Berufes, um sich zu blicken.

Berlin-Südende, im August 1924.

Ernst Mayer.

I.

Im vergangenen Jahrhundert, von Jahrzehnt zu Jahrzehnt fortschreitend, wurde in Europa, zumal in Deutschland, anschließend an die industrielle Entwicklung, in den mächtig anwachsenden, fast neugebauten Großstädten, eine riesige Menschenmasse geboren. Eine wahrhaft gewaltige Tatsache selbst dann noch, wenn man sie aus dem verschlungenen Prozeß des Geschehens herauslöst, und auch als bloße Tatsache noch eine Unzahl von Problemen ausstrahlend! Zahlreiche Schlagworte und Denkrichtungen, in denen wir uns bewegen, sind — abgesehen von allen politischen Gesichtspunkten — ohne jene Gegebenheit undenkbar. Ja, selbst der noch der vorigen Generation so selbstverständliche Begriff der Menschheit, wird — nicht etwa als Folge des Krieges, sondern ihm vorausgehend — durch das dumpfe und fast chaotisch anmutende Wort „Masse" verdunkelt.

Diese Menschenmenge bildete für den Bestand der bisherigen Ordnungen eine Gefahr. Es war selbstverständlich, daß die Gesellschaft eine Umgestaltung erfahren würde. Aber die Staatsleitung wollte dies auf nicht gewaltsame Weise. Gegenüber den sozialistischen Ideen, die auf einen großen Teil jener Masse zunehmend Einfluß gewannen und die damals noch den Ersatz lieferten für die religiösen Bedürfnisse dieser Menschenmenge — eine Rolle, welche die Zersplitterung der sozialistischen Ideen selbst zunehmend schwieriger machte —, gingen aus denjenigen Schichten des Volkes, die unmittelbarer die Tradition fortsetzten, ebenfalls neue Formen der Weltanschauung hervor. An die Stelle erstarrter Konvention trat, freilich vielfach neben Strebungen ganz entgegengesetzter Art, im Zusammenhang mit dem Erfordernis schlichter Zweckmäßigkeit in Betrieb und Wirtschaft, die Forderung nach Wahrheit: Soziale Beziehungen, wie Ehe, Kindererziehung, wurden wieder mehr auf ihre eigentliche Substanz zurückgeführt. Man verlangte Einsicht in die soziale Lage anderer Volkskreise und in ihr Gefühlsleben.

Aus dieser Gesinnung, den Notleidenden zu helfen, und aus dem Wunsche des damaligen Staates, die Massen bei der Monarchie festzuhalten, sind die ersten Schritte der deutschen Sozialgesetzgebung zu verstehen. Dies muß sich derjenige klar vergegenwärtigen, der die Mißstände im heutigen Aussehen der Sozialversicherung von einem unbefangenen Standpunkt aus betrachten und zu ihrer Erneuerung beitragen will.

Jene Forderung, den leidenden Besitzlosen zu helfen, wandte sich nicht vergebens an einen Berufsstand, in dem zu damaliger Zeit Humanität nicht nur als eine ihm innewohnende Berufsgesinnung lebendig war. Viele von uns kennen noch diesen durch eine ruhmvolle Tradition geprägten Typus von Ärzten, und die heutigen Menschen, die ihn zum Teil nicht mehr kennen, sollten ihn sich an konkreten Persönlichkeiten der Vergangenheit schildern lassen. Denn es ist für das Leben der Nation und für die ärztliche Zukunft im besonderen unerläßlich, diese Tradition unter anderen Bedingungen und in anderen Gestaltungen fortzusetzen, und es ist darum notwendig zu wissen, welcher Geist in denjenigen lebendig war, auf welche zuerst die Forderungen der Sozialgesetzgebung trafen. In diesen Ärzten war umfassend, vielfach in universal gerichteter Haltung, das gesamte ärztliche Wissen der Zeit konzentriert. Es bestand eine seitdem nicht wieder erreichte Nähe zwischen Lehrern und Lernenden, die sich in einem unter freundschaftlichen Formen verlaufenden gegenseitigen Vertrauensverhältnis vielfach über die Jugendjahre hinaus durch das ganze Leben fortsetzte. Forschung und Praxis waren noch nicht wie heute geschieden. Entdeckungen von wissenschaftlicher Tragweite waren in der Praxis nicht minder als in der Klinik möglich. Es bedeutete für den praktizierenden Arzt noch keine tragische Einbuße, wenn er die Klinik mit der Praxis vertauschte. Zahlreiche Krankheitsbilder waren noch unentdeckt. Noch herrschte nicht jener Laboratoriumsbetrieb, der seit der Vervollkommnung der chemisch-physikalischen und biologischen Erkenntnis immer mehr zu einer, wie es scheint, unerläßlichen Voraussetzung medizinischer Forschung wurde.

Diesen Geist ärztlicher Berufsauffassung zerstörte die übermächtig hereinbrechende neuere Zeit. In den Jahrzehnten, die dem Weltkriege voraufgingen, bildete sich zusehends aus heute noch nicht ganz überblickbaren Einwirkungen verschiedenster

Art überall eine nivellierende Tendenz aus. Auf allen Gebieten überwältigte die Quantität die Qualität: in Wissenschaft, Kunst, Politik schraubten sich die Wertmaßstäbe herab, und an Stelle des Schöpferischen trat Entlehntes. In den Kliniken der Universitäten bildete sich vielfach bei den Assistenten, während die Forscherleistung abnahm, ein devoter Ton gegenüber den mit neuartigen Titeln versehenen Anstaltsleitern heraus. Unter diesen selbst verdrängten die aus vermögenden Kreisen Stammenden häufig die Unvermögenden, oftmals Befähigteren. Überhaupt drängten sich kapitalistische Gesichtspunkte vor die rein sachlichen, die in einfacheren Zeiten fast immer den Ausschlag gegeben hatten. Der Student fühlte sich vom Assistenten und den nächsten Anwärtern auf Professorenposten bedrückt, den Lehrern selbst aber menschlich und wissenschaftlich, vom Kontakt der Vorlesung abgesehen, weitgehend entfremdet. Max Weber[1]) schildert, wie die großen Institute medizinischer und naturwissenschaftlicher Art „staatskapitalistische" Unternehmungen mit Betriebsmitteln größten Umfangs wurden, mit den gleichen Begleiterscheinungen wie in anderen kapitalistischen Betrieben: „Trennung des Arbeiters von den Produktionsmitteln". „Der Assistent, angewiesen auf diese staatlichen Einrichtungen, wurde abhängig vom Institutsdirektor, ebenso wie ein Angestellter in einer Fabrik: denn der Institutsdirektor stellt sich ganz gutgläubig vor, daß dies Institut sein Institut sei und schaltet darin."

Mit diesem Umformungsprozeß an den medizinischen Universitätsinstituten verbanden sich andere Einwirkungen, die das Wesen des praktizierenden Arztes bedrohten und zunehmend weiterhin bedrohen. Der allgemeine Differenzierungs- und Spezialisierungsprozeß hatte auch die Medizin mächtig ergriffen und, entsprechend der Spezialisierung der medizinischen Universitätsinstitute, ein Heer von Spezialärzten erstehen lassen. Es kann keinem Zweifel unterliegen, daß die Autorität des praktischen Arztes darunter litt, ja noch immer leidet. Die Autoritätsverminderung irgendeines ärztlichen Zweiges ist notwendig mit einer Minderung des Ansehens aller Zweige unauflöslich verbunden. Auch die wertvolle Institution des Hausarztes fiel jener Einrichtung zum Opfer. Bildete sich nunmehr ein neuer

---

[1]) Weber, Max: Wissenschaft und Beruf.

ärztlicher Typus im Spezialarzt aus, so mußte als Folge der dadurch gesetzten Einschränkungen auch der des praktischen Arztes in eine Umprägung geraten. Konnte er jetzt zunehmend nur im verminderten Umfang das ganze Gebiet der Medizin überblicken, so blieb dennoch bei ihm die weiteste Möglichkeit, den Blick auf das Ganze der Wissenschaft zu richten, und damit die weiteste Perspektive im Beurteilen von Kranken aller Art. Den resignierten Klagen des praktischen Arztes über die Auswirkung dieser Umwälzung begegnete jedoch aus dem breiten Publikum aller Berufsklassen unter Führung der bürgerlichen Schichten das gebieterische Verlangen nach einem neuen Verhältnis zum Arzt überhaupt: die Autoritätseinbuße des Hausarztes führte zu der Unsitte, daß der Patient sich direkt, d. h. unter Ausschaltung des Hausarztes, an den Spezialarzt wandte. Eine noch heute nicht ganz verständliche Haltung des Patienten, auch in diejenigen ärztlichen Entscheidungen hineinzureden, die ihm infolge seiner sachlichen Unkenntnis unzugänglich sind, nötigte mehr und mehr den Arzt, ihm auch dann Rechenschaft abzulegen, wo dies der Heilwirkung niemals nützen, ihr aber — nachdem der „Arzt des Vertrauens" gewählt ist — nur abträglich sein kann. Daneben trat beim Patienten ein Sensationsbedürfnis gegenüber dem Kranksein, das Ausdererdeschießen der Neurosen, die Zunahme der Angst überhaupt angesichts des Schwindens religiösen und weltanschaulichen Haltes im gegenwärtigen Geschlecht. Ferner erzeugten die durch weitere Erfindungen fortschreitende Spezialisierung, das mächtige Hochkommen der pharmazeutischen Industrie, im Publikum ein Verlangen nach Vielverordnerei, das, im Verein mit dem ins Kraut schießenden Konkurrenzkampf auf ärztlicher Seite in nicht unwesentlichem Ausmaß erwidert wurde.

Doch der stärkste Schlag gegen das traditionelle Ansehen des deutschen Arztes — vom Ausland schweigen wir hier — wurde durch die Entwicklung des Krankenkassenwesens geführt.

Liest man heute in alten Fassungen der Gesetze über Krankenversicherung, so stößt man nirgends auf Ausführungen über Regelung von Beziehungen zwischen Ärzten und Krankenkassen. Niemand zu damaliger Zeit dachte auch nur daran, in den Bereich ärztlicher Tätigkeit und Autorität hineinzureden oder gar diese in Zweifel zu ziehen. Bei Aufziehung dieser Gesetzgebung war man lediglich bestrebt, diejenigen Verhältnisse gesetzlich zu regeln, die sich außerhalb der faktischen Ausübung des Heilberufes befanden. In der Begründung des Gesetzentwurfes kommt es deutlich zum Ausdruck, daß es darauf ankam, den ökonomischen Erfordernissen Rechnung zu tragen: daß die Verbesserung der wirtschaftlichen Lage der Arbeiter, eine Erleichterung der öffentlichen Armenlast, dringend geboten sei: „Die Verarmung zahlreicher Arbeiterfamilien hat ihren Grund darin, daß sie in Zeiten der Krankheit ihres Ernährers eine ausreichende Unterstützung nicht erhalten. Sind diese, weil gegen Krankheit nicht versichert, lediglich auf die öffentliche Armenpflege angewiesen, so erhalten sie eine Unterstützung in der Regel erst dann, wenn alles, was sie an Ersparnissen, an häuslicher Einrichtung, Arbeitsgerät und Kleidungsstücken besitzen, für die Krankenpflege und den notdürftigsten Unterhalt der Familie geopfert ist. Eine durch Krankheit, namentlich wiederholte Krankheit, heruntergekommene Arbeiterfamilie gelangt nur selten wieder zu geordneten wirtschaftlichen Verhältnissen."

Niemand aber bezweifelte in damaliger Zeit den unbedingten Willen der Ärzte, ihrerseits entscheidend mitzuwirken. Der Instinkt des Gesetzgebers ging aber gewiß von der Erwägung aus, daß die wirtschaftliche Lage der Ärzteschaft einen Appell an ihre charitative Gesinnung zuließ. Zu allen Zeiten, ausgenommen jenen, in denen sich die Ausübung des Heilwesens durch Bader und Barbiere selbst degradiert hatte, war die wirtschaftliche Lage der Ärzte bei allen Kulturvölkern eine entschieden gehobene. Der Laieninstinkt schätzte einen Stand hoch ein, den die Vorsehung dem mit Kranksein verknüpften Schicksal der Menschen beigab; die Autorität so unvergleichlicher Berufung dünkte ihm die Voraussetzung zu sein für die Ausübung der Heilkunst.

Im Anfang der Sozialversicherung konnten die Ärzte, da sie meist aus vermögenderen Kreisen stammten oder auch Geld erheiratet hatten, in einer gehobenen wirtschaftlichen Lage nicht nur existieren und für ihr Alter vorsorgen, sondern auch das Fortkommen ihrer Kinder auf eine Weise sicherstellen, die ihrem eigenen und sozialen Niveau entsprach. Wer sich je die Erfordernisse des ärtlichen Berufes vergegenwärtigte, wird eine verhältnismäßige Sorglosigkeit auf ökonomischem Gebiet geradezu zum Fundament machen für denjenigen, dessen Lebensaufgabe es ist, die Sorgen der ihm anvertrauten Menschen mit freiem Sinn und aus bereitem Herzen zu teilen. — In den ersten Jahren kassenärztlicher Tätigkeit setzte sich im Verkehr mit dem Kranken jenes partriarchalische Verhältnis fort, das damals noch im Verkehr mit Arbeitern und Angehörigen der ärmeren Schichten überhaupt gang und gäbe war. War es doch in jener noch gar nicht lange zurückliegenden Zeit dem Hausarzt überhaupt noch verstattet, auf Grund seiner Autorität dem Patienten gegenüber auch ein barsches Wort zu sprechen. Erst in dem Grade, wie der Arzt bemerken mußte, daß er zahlreiche und schwere Leistungen bei Tag und Nacht gegen ein Entgelt verrichtete, das diesen keineswegs entsprach, konnte sich auch ein bitteres Gefühl bereits damals einschleichen. Solange die Frage nur so lautete: „Wollt ihr Ärzte, die ihr in guter wirtschaftlicher Lage seid, eure Dienste einem Bruchteil von Armen zu geringem Entgelt zur Verfügung stellen?", konnten die Ärzte damals dieser Aufforderung entsprechen, obwohl auch gegen diese Frage schwerwiegende Bedenken bestehen konnten, da ein Anspruch weder von seiten des Staates noch der nichtärztlichen Allgemeinheit anerkannt werden konnte: moralisch zu handeln kann sich nur der Einzelne auf Grund religiöser oder irrationaler Entscheidung gezwungen sehen. Derartige kollektive Moralforderungen sind nicht etwa zu vergleichen mit dem Anspruch des Staates an den Einzelnen, ihn gegen den äußeren Feind zu verteidigen.

Es soll hier nicht im einzelnen entwickelt werden, wie sich anfänglich im besonderen die Versicherung gegen Krankheit auswirkte. Es sei nur daran erinnert, daß immer größere Kreise zwangsweise in die Versicherung einbezogen wurden, daß Verträge mit einzelnen Ärzten zuerst die Regel waren, daß insbesondere das Kassenfixum von einem Teil der Ärzte erstrebt wurde. Es war damit verbunden, daß solche Ärzte vornehmlich Kassenpatienten und wenig Privatpatienten hatten, daß im Verkehr dieser Ärzte mit dieser Kategorie von Kranken sich neue Formen des Umgangs auszubilden begannen, während die anderen Ärzte sich noch im alten Fahrwasser fortbewegten.

In den Sprechstunden dieser fixierten Ärzte kam der Kassenarztgroßbetrieb zuerst auf, der unter mancherlei Abwandlungen bis heute unausrottbar blieb. Hier entstanden unter Einwirkung der bis dahin unbekannt gebliebenen Bedürfnisse der kranken arbeitenden Bevölkerung — die von dem Augenblick ab, da sie nicht selbst zahlen mußte, sich wandelten — neue Formen ärztlicher Behandlungsweise. Der kranke Proletarier tendierte, wie es schien, zur Bevorzugung einfacher, aber auch nivellierender Methoden wie Bäder, Einreibungen und dergl. Damit half er diese Kassenarztgroßbetriebe beinahe in Verschreibungsstätten umwandeln, wo wissenschaftliche Versenkung in den einzelnen Fall weder geleistet werden konnte, noch auch nur erwartet wurde. Schließlich war der Arzt, der viel verschrieb, der begehrte Arzt. Dem älteren Arzttypus aber stand dies Publikum verständnislos gegenüber. Diese Vielverschreiberei erschien, weil sie die Kassenmitglieder befriedigte, den Organen der Krankenhilfe solange tragbar, wie ein möglichst großes Publikum zu möglichst wenig Ärzten ging, mit denen die Kasse über diese Zustände im regulierenden Einverständnis blieb. Aber konnte es ausbleiben, daß solche zweifelhaften Gepflogenheiten auf weitere ärztliche Kreise übersprangen, sobald die starke Vermehrung des Kassenpublikums das Angebot der Ärzte zum Anschwellen brachte und den Konkurrenzkampf auch auf den Boden kassenärztlicher Berufsausübung übertrug? Erst das Auftreten der ärztlichen Großorganisation erreichte später eine Abstellung dieser Mißstände bis auf vereinzelte und unvermeidliche Ausnahmen, gegen die sie von jeher einschritt.

Im ärztlichen Verkehr mit den Kassenpatienten hat die Zeit einen völligen Ausgleich bewirkt und fast die letzten Reste eines partriarchalischen Zeitalters verwischt. Fordert heute auch der Kassenpatient die freie Arztwahl, um den „Arzt seines Vertrauens" wählen zu können, so ist gerade diese Forderung der Versicherten ein Zeugnis für die vielfachen Bande, die sich längst zwischen dem Arzt und den versicherten Bevölkerungsteilen gebildet haben. Dies gute Verhältnis wird nur bedroht durch Zustände, die nicht aus diesem Bereich persönlichen ärztlichen Wirkens stammen.

Werden hier auch nur die deutschen Verhältnisse betrachtet, so muß doch zum Verständnis des Gegenstandes gesagt werden, daß in England bis zur völligen Umgestaltung der Sozialversicherung durch Loyd George ähnliche Einrichtungen dieselben Mißstände herbeigeführt hatten. Der ärztliche Abteilungsleiter der British Medical Association schreibt: „Das System übte auf den Ärztestand geradezu einen demoralisierenden Einfluß aus." Abirrungen solcher Art in der Bewegung eines so hochstehenden Berufs sind nur denkbar, wo er seine Existenz in Frage gestellt sieht, und das Gehäuse seines geistigen Besitzstandes abzubröckeln beginnt. Es kann dann nicht ausbleiben, daß der ausschlaggebende Einfluß jener Elite, die, wie überall im kulturellen Leben, die Führung hat, untergraben, ja, daß diese Minorität selbst in erheblichem Maße ziellos wird. Und, bleibt der Druck bestehen, der auf dem Berufsstande lastet, ist er gar durch die Gesetzgebung veranlaßt, so ist eine Änderung nur noch zum Schlimmen möglich. Nicht, daß der Einzelne, wofern er eine überlegene Natur ist, verhindert ist, seine Arbeit aus dem Wesen des Berufs heraus zu leisten. Das kann er schließlich auch unter Vergeudung seiner Kräfte, die sich an den Widerwärtigkeiten zerreiben müssen. Aber die überwiegende Mehrzahl der Angehörigen eines Berufes vermag das nicht.

Was ein Beruf sein kann, der, wie der ärztliche, mit den letzten menschlichen Bedingungen verbunden ist, muß in Zeiten grundlegender Umwälzung immer von neuem gesagt werden. Ohne diese Vergegenwärtigung ist es unausbleiblich, daß die äußeren Verhältnisse, ohne auch nur den geringsten Widerstand substantieller Art zu finden, übermächtig werden. Und keine Berufsvertretung, die nicht aus der Idealität des Berufs ihre eigentlichste Kraft bezieht, wird Aussicht haben, sich gegen die äußeren Mächte zu wehren. Dies substantielle Selbstbewußtsein des Arztes muß seinen Widerhall in der Bevölkerung finden und kann bewirken, daß auch die Abwandlungen in der Gesinnung des Publikums eine Rückbildung erfahren. Pflicht des Staates ist es, keine Gesetze zu erlassen oder bestehende zu dulden, die geeignet sind, den Ärztestand herabzuziehen und die Neuerstehung ärztlichen Selbstbewußtseins unmöglich zu machen.

II.

Ein hervorragender Jurist[1]) bezeichnet die Arbeiterversicherung als den vielleicht „stärksten" Beweis für den bahn-

---

[1]) Kahl: Handwörterbuch der Staatswissenschaften. 4. Aufl. Bd. 5. Artikel Krankenversicherung.

brechenden Willen des deutschen Volkes und glaubt aussprechen zu dürfen, daß „in der Sozialversicherung auf deutschem Boden zuerst eine Forderung des Weltgewissens" erkannt wurde, die wesentlich dazu beigetragen habe, das Volk vor noch schwereren Erschütterungen zu bewahren. Er erklärt aber zugleich vorsichtig, daß der in der Sozialversicherung erscheinende „Gedanke" es gewesen sei, der weit über die Grenzen des Reiches hinaus Wurzel faßte und Gemeingut beinahe aller Kulturstaaten wurde. Denn die Ausgestaltung dieses Gedankens in der deutschen Gesetzgebung hat andere Länder eher abgeschreckt.

Wie war es aber mit jenem „Gedanken"? Er hatte vom ersten Augenblick an ein Doppelgesicht, und dieses Kennzeichen hat er in allen Ländern bis heute beibehalten: die Forderung des Weltgewissens, wie sie aus den ersten Wehen einer wirtschaftspolitischen Umwälzung herausklang, fand hier ihre Erfüllung nur in der Gründung einer politischen Institution und aus einer rein politischen Entschließung des Staates heraus. So wurde die „Krankenkasse", in ihrem späteren Ausbau viel ausgedehnter als dieser Begriff, nicht nur wirtschaftspolitisch, sondern auch im weiteren Sinne, ein politisches Gebilde. Hätte man in früherer Zeit eine ähnliche Gesetzgebung machen wollen, so wäre sie gewiß innerhalb des kirchlichen Rahmens verwirklicht worden, und ihre wirtschaftspolitische Gestaltung hätte das Vorherrschen charitativer Gesinnung in der eigentlichen Struktur nicht gehindert. Kam sonach auch die Forderung nach sozialer Gesetzgebung zum Teil aus einem weltanschaulichen Impuls jener Zeit, so fehlte doch diesem eine entsprechende Konkretisierung. Mochte in damaliger Zeit der Sozialismus eine relative Zusammenfassung weltanschaulicher Tendenzen gewesen sein, der die Gemüter großer Volksteile innerlich hob: die Unfähigkeit dieser Bewegung zu religiöser Konkretisierung, zur Substituierung kirchlichen Gehäuses, ihre Versprechungen, die sich in der Zukunft allein verwirklichen konnten, machte auch ihn unfähig, den Neuerungen, die er herbeizuführen half, den Stempel der Innerlichkeit aufzudrücken.

So entsprangen einer rein politisch geleiteten Gesetzesmacherei Gebilde, durch deren Adern kaltes Blut floß und die doch nach ihrem Idealzweck einer Aufgabe dienen sollten, die ohne Warmherzigkeit und Barmherzigkeit unerfüllt bleiben mußte.

Dem Bestreben der Staatsregierung, „Wohltaten" zu erweisen, stand bei den Volkskreisen, denen diese zugute kommen sollten, die Auffassung gegenüber, daß sie das, was ihnen geboten wurde, nicht als Wohltaten, sondern als ihr gutes Recht entgegennehmen durften! Diese menschlich selbstverständliche, eminent politische Gesinnung, fand bei Regierung und Parteien keinen großen Widerstand. Vielleicht erschien es ihnen sogar politisch klug, auf einem „neutralen" Gebiet, wie es die Krankenversicherung zu sein schien, der Sozialdemokratie die Bahn in weitestem Maße freizugeben, dem Arbeiter das „Geschenk" zu machen, daß er auf diesem Boden sein eigener Herr sein durfte: es kann kein Zweifel darüber sein, daß das Selbstverwaltungsrecht der Krankenkassen diesen lediglich ein Schutz gegenüber den Arbeitgebern sein sollte. Durch Regelung des Arbeitsverhältnisses im Falle der Arbeitsunfähigkeit, durch Aufrechterhaltung der wirtschaftlichen Existenz der Arbeiterfamilie im Krankheitsfalle sollte die ausbeutende Ausnutzung wirtschaftlich Geschwächter verhindert werden. Aber indem diese Institute, vom Beginn ihres Entstehens an, und nach der Art ihrer Gestalt, nur die ökonomischen Erfordernisse im Auge hatten — die Ermöglichung der Krankenbehandlung durch Arzt und Heilmittel, Gewährung von Krankengeld an die Arbeitsunfähigen —, konnte sich an ihren Schaltern keine menschliche Verbindung der Beamtenschaft mit den Versicherten herstellen. Eine solche aber mußte jedem Einsichtigen von vornherein unerläßlich erscheinen. Die Krankenkasse war zu einer „Versicherungsgesellschaft" von besonderer Struktur geworden; der in ihren Räumen herrschende Geist mußte naturgemäß der einer solchen werden. Wie bei einer Versicherungsgesellschaft die Rentabilität mit dem Pfennig steht und fällt, so auch hier, wie dort von den Angestellten und Agenten für geringes Entgelt gearbeitet und ein Äußerstes in peinigender Ausnutzung der Lebenslage verlangt wird, so mußte auch eine auf solche Basis gestellte Krankenversicherung ähnlichen Charakter annehmen. Es war ein grundlegender und verhängnisvoller Fehler, daß die Gesetzgebung, welche die ökonomische Lage des Versicherten vor den Folgen des Krankseins schützte, ihre Fürsorge auf zu schmaler Basis, auf dem Florieren der Krankenkassen, balanzieren ließ. Es hätte näher liegen sollen, sämtliche Zweige der Sozialversicherung in einem Versicherungsträger zu vereinigen, ehe man es verantwortete, die ärztliche Leistung innerhalb ein und desselben Versicherungsträgers, als wäre sie eine Ware, in Beziehung zu jenen rein ökonomischen Leistungen zu bringen. Die Hoffnung, die Ärzteschaft auf diese Weise am Gedeihen der Krankenkassen „interessiert" zu sehen, muß sich für alle Zeiten als abwegig erweisen. Heute versucht bereits die Regierung, den Gedanken der Sozialversicherung, jene „Forderung des Weltgewissens" umzubiegen in die Auffassung, die soziale Versicherung sei „ein Bestandteil des Lohnsystems und biete einen Ausgleich für höhere Lohnforderungen des Arbeitnehmers". Es wurde bereits dargestellt, daß die Bereitschaft zu ärztlicher Leistung gegen geringes Entgelt ein vom ärztlichen Beruf zu einer Zeit gehobener ökonomischer Existenz um einer sozialen Idee willen gebrachtes Opfer gewesen war. Es ist ein gefährliches, dem Wesen des ärztlichen Berufes fremdes Beginnen, wenn man die Idee der Sozialversicherung in eine wirtschaftlich-mechanisierende Denkungsart umbiegt, die Sozialversicherung zum Kompensationsobjekt der Lohnbewegung macht und so auch die Bewertung ärztlicher Leistung von jenen Lohn- und Klassenkämpfen abhängen läßt, die zwischen Arbeitgebern und Arbeitnehmern ausgetragen werden. Eine so verkennende Betrachtungsweise stempelt die Ärzte zu Werkzeugen der Wirtschaft statt zu Dienern nationaler Kultur. Der jeweiligen Lage entsprechende, kulturell verheerende Lohnkämpfe der Ärzteschaft müssen die Folge sein. — Die Leiter der Krankenkassen mußten also Rentabilität anstreben, Überschüsse zu erzielen versuchen; und schließlich nahmen sie auf diesem dafür ungeeigneten Boden sogar Unternehmerallüren an. Der Fehler scheint in fast allen Ländern zunächst gemacht worden zu sein! Als „Unternehmer" trachteten diese Kassenbeamten nämlich, unbeschadet ihrer zumeist sozialistischen Gesinnung, in zunehmendem Maße nach Besitzergreifung auch der Produktionsmittel der Sozialversicherung und damit nach der unvermeidlichen Unterdrückung derjenigen, in deren Besitz sich diese befanden, im vorliegenden Falle also auch der ärztlichen Arbeitskraft.

Dieses Ziel war jedoch nicht der alleinige Ausgangspunkt des in jedem Anbetracht fast von vornherein schlechten Verhältnisses der Leiter der Kassen zu den Ärzten. Es war ja unmöglich, daß sie schon anfangs ein deutliches Bewußtsein ihrer

Macht hatten oder das Sichauswachsen der Kassen zu so einflußreichen Gebilden ahnen konnten. Diese Kassenvorstände waren in ihrer beschränkten Berücksichtigung der rein ökonomischen Zwecke der Sozialversicherung dennoch völlig loyale Vertreter der Interessen werktätiger Arbeiter. Aber im Zusammenhang damit zeigte sich in den Verhandlungen mit den Ärzten ein Ressentiment der Ungebildeten gegenüber den „Akademikern" und gab dem Auftreten dieser Kassenvertreter eine vielen Ärzten wohl erinnerliche Note, die damals noch nicht gerade in Respektlosigkeit ausartete. Andererseits begaben sich die Ärzte zu jener Zeit noch aus einer Art patriarchalischer Auffassung heraus an den Verhandlungstisch mit dem Bewußtsein der Gebenden und ohne zu ahnen, wie sich dieses Verhältnis einmal völlig umkehren würde. Das Auftreten sozialistischer Ärztevereine, ihr nahes Verhältnis zu den Krankenkassen, hing zusammen mit der Ausnutzung dieses Ressentiments gegenüber den zumeist bürgerlichen Ärzten, das auch heute als eine noch nicht ganz überwundene Erscheinung besteht.

Während aber damals an eine Verselbständigung einer großen und weitgehend unproduktiven Kassenbureaukratie mit parteisozialistischer Tendenzverquickung, jedoch mit gänzlich unsozialistischen Mitteln, nicht zu denken war, ist heute zum Nachteil der arbeitenden Bevölkerung eine überwiegend nur noch parteipolitische Ausgestaltung des Krankenkassenwesens übrig geblieben. Aus jenem menschlich verständlichen Ressentiment ist heute ein freches Reden über ärztliche Berufsausübung und ihre Motive geworden. Man „erklärt den Ärzten den Kampf bis aufs Messer", in der Presse dieser Organe der Krankenhilfe wird die Ärzteschaft auf eine in der Menschheitsgeschichte wohl niemals für möglich gehaltene Weise verunglimpft, ohne daß die Regierung es für nötig erachtet, einzuschreiten. Aber auch mit dem Versicherten besitzen diese Institutionen keine wesentliche Fühlung. Der Gesetzgeber hatte den Versicherten durch ein demokratisches Wahlverfahren bei den Vorstands- und Ausschußwahlen, das auch den Arbeitgeber zur Wahl berechtigt, gegen Übergriffe der Kassenleitung zu schützen geglaubt. Aber auch hierin zeigt sich, wie ungeeignet es ist, Gebilden, die der Gesundheit der arbeitenden Volksschichten dienen sollen, eine politische Struktur zu geben. Überdies hätten diese Wahlen nur dadurch wirksam sein können, daß die Wahlhandlung irgendwie von der Regierung im Gesetz organisiert worden wäre. Statt dessen wurden in den Betrieben von den Krankenkassen Zettelankündigungen, die leicht abgerissen werden konnten, erlassen oder Annoncen in Presseorganen, die der Arbeiter nicht liest, z. B. im Reichsanzeiger. Die Wahlen verliefen so ohne beträchtliche Teilnahme der Arbeitgeber wie der Arbeitnehmer. Ein wirklicher Schutz aber wäre im Rahmen der heutigen Krankengesetzgebung nur eine gesetzliche Sonderorganisation der Versicherten gewesen.

Es ist klar, wie kurzsichtig hier der Gesetzgeber gewesen ist, als er die Krankenkassen als Institutionen ansah, die mit ihren Versicherten homogen seien. Es kann im Rahmen unserer Darlegungen nicht auf die beträchtlichen Mißstände eingegangen werden, die sich aus dieser falschen Annahme ergeben haben. Für die Versicherten ist jedenfalls dadurch eine außerordentliche Unsicherheit ihrer Lage in Anbetracht des vitalen Zweckes dieser Gesetzgebung entstanden, und die Interessensolidarität, die zwischen ihnen und den Ärzten herzustellen, Aufgabe des Gesetzgebers gewesen wäre, wurde so verschüttet. Statt dessen sahen die Ärzte sich einer kalkulierenden Bureaukratie gegenüber, die, auf die ökonomischen Vorteile der Kasse starrend, auch in der Ärzteschaft nur ökonomische Interessen witterte. Daß in der Tat eine lebendige Gemeinsamkeitsbeziehung zwischen Ärzten und Versicherten besteht, weiß jeder Arzt. Eine organisatorische Zusammenfassung der Versicherten hätte zugleich die Institution vor Ausnutzung durch die Versicherten schützen können, indem diese dann sich selbst verantwortlich gewesen wären. Bei dem gegenwärtigen Bevormundungssystem muß der Versicherte das Gefühl haben, daß der Zweck der Krankenkasse dem seinigen nicht parallel ist. Der Rechtsschutz des Versicherten würde ihm gleichsam durch ihn selbst garantiert gewesen sein. Vor allem aber würde der Thesaurierungspolitik, die zur Zeit nur infolge der wirtschaftlichen Lage in den Hintergrund getreten ist, ein Ende gemacht, die Buchführung öffentlicher und die Kassen, von den gesetzlichen Rücklagen abgesehen, ihrem Namen entsprechend Organe geworden sein, durch die das Geld lediglich hindurchfließt. Die Beibehaltung des Prinzips der Versicherung ist nur tragbar, wenn die Gesinnung des Kassenunternehmers draußen bleibt und keine substantiellen Erfordernisse zugunsten ökonomischer Vorteile von am Zwecke Unbeteiligten geopfert würden. Zur Zeit aber steht das Unternehmerbewußtsein im Vordergrunde. Das Bestreben der Krankenkassen gegenüber den Ärzten ist dabei nicht nur, gemäß dem Zuschnitt jeder Versicherung, die ärztliche Arbeit billig zu erhalten. Sie wollen vielmehr mit möglichst wenigen Ärzten zusammenarbeiten, um die Arbeit dieser zu kontrollieren. Nicht etwa nur im Sinne sparsamer Behandlungsmethoden (denn dafür sorgen ja die ärztlichen Kontrollinstanzen so gut, daß z. B. in England die Strenge dieser Instanzen gegenüber den Ärzten erheblicher ist, als die der Kassen selbst); sondern den Kassen sind möglichst wenige Ärzte, die sich in einer Art von Abhängigkeitsverhältnis befinden oder gar ihre Angestellten sind, Gewähr dafür, daß die Solidarität des Verhältnisses zwischen Arzt und Versicherten nicht Formen annimmt, die den Unternehmerzwecken der Krankenkassen zuwiderlaufen. Wie andere Versicherungsgesellschaften nützen auch die Krankenkassen das in ihnen sich bis auf zeitweilige Ebbe aufhäufende Kapital geschäftlich aus, ein in England z. B. durch die Gesetzgebung unmöglich gemachtes Verfahren. Das Unternehmertum wirkt sich auch im Aufkauf von Krankenhäusern, Bädern und in Bestrebungen zur Gründung eigener pharmazeutischer Industrie aus.

Die Honorierung der Ärzte durch die Krankenkassen ist gering und im Verlauf der Jahre — von der Inflationszeit ganz abgesehen — immer geringer geworden. Das ist allgemein anerkannt. Man hört oft, gerade auch von politischen Persönlichkeiten: „Ja, da habt ihr Ärzte selbst schuld, wenn ihr euch nicht besser wehren könnt!" Aber mit solchem Urteil legt die Öffentlichkeit, ohne es zu wollen, den Finger in die Wunde. Sollte es wirklich zu einer Sozialversicherung hinzugehören, ja, kann es sich mit ihrem wesentlichen Zweck vertragen, daß die in ihr tätigen Ärzte erst machtpolitisch ihre Position erringen müssen? Kann es vom Staate geduldet, ja vorausgesetzt werden, daß die Hüter der Volksgesundheit einen gewiß nicht unwesentlichen Teil ihrer moralischen Kraft im Wirtschaftskampf vergeuden? Vergißt der Staat, daß die Ärzte durch ihre Bereitschaft zur Mitwirkung an der Sozialversicherung das Opfer eines beträchtlichen Teils ihrer ökonomischen Grundlage gebracht haben? Wie konnte er es dulden, daß die Krankenkassen in zäher Arbeit einen immer stärker werdenden Druck auf die Ärzteschaft ausübten! Dieser Druck führte bekanntlich zur Gründung einer überwiegend wirtschaftlichen Ärzteorganisation, des „Leipziger Verbandes". Die sonstigen Standesinteressen fanden früher ihren äußeren Ausdruck im „Ärztevereinsbund". Die Kassen brachten die Ärzte, unter Ausnutzung der Gesetzgebung, in eine Zwickmühle. Entweder zwangen sie nämlich einen großen Teil der Ärzte zum Verzicht auf ihre Mitwirkung und so auf die Grundlage ihrer wirtschaftlichen Existenz zugunsten möglichst weniger Ärzte, auf die dann, auch bei geringem Pauschale, mehr entfiel, oder die Ärzte willigten ein, daß dasselbe niedrige Pauschale unter alle verteilt wurde, die bereit waren, in der Sozialversicherung zu arbeiten (freie Arztwahl). Dieser Zwangssituation hat der Staat die Ärzteschaft, zum Schaden der Versicherten und des ganzen nunmehr unter unwürdigen Bedingungen arbeitenden Berufes, ausgeliefert. Sie muß sich folgerichtig so entwickeln, daß schließlich der überwältigende Teil des Volkes in die Sozialversicherung einbezogen wird, gleichzeitig aber die Ärzte infolge des Verlustes ihrer Privatpraxis proletarisiert werden. Gemäß dem Abbau der Privatpraxis — hätte man erwarten sollen — mußte auf Grund amtlicher Ermittlung und gesetzgeberischer Maßnahmen die Abgeltung ärztlicher Leistung in der Sozialversicherung steigen, um die dem Beruf entsprechende Lebenshaltung zu erhalten. Weiterhin mußte in einer sozialen Gesetzgebung auch die Möglichkeit einer Alters-, Kranken- und Invaliditätsfürsorge für Ärzte gewährleistet sein, wollte diese den Ärzten eine tiefer einschneidende Herabsetzung ihres Gesamteinkommens zumuten. Keinesfalls durfte der Staat sich als nicht zuständig in diesen Fragen bezeichnen; er legte die Auffassung, daß die soziale Versicherung einen öffentlich-rechtlichen Charakter trage, fest, indem er den Versicherungszwang schuf[1]). Kann er im Verfolg dieser zentralen gesetzgeberischen Absicht sich damit begnügen, im Hinweis auf die Selbstverwaltung der Krankenkassen sich als der Unparteiische zu fühlen, der keiner der infolge seiner fehlerhaften Gesetzgebung „streitenden Parteien" beispringen dürfe? Darf er durch Sanktionierung des Unternehmergeistes in den Krankenkassen sich mit dem Schiedsrichteramt bei Streitfällen begnügen, oder hat er

---

[1]) Kahl.

nicht vielmehr dem mit dem Niedergang ringenden Arztberuf Hilfe zu leisten und ihn wirksam zu schützen? Der Beruf des Arztes ist ein freier; es bedurfte nicht erst reichsgerichtlicher Ausführungen, um dem gesunden Menschenverstand klar zu machen, daß die Freiheit im ärztlichen Beruf integrierend für seine sittliche Würde ist. Ein von den Krankenkassen abhängiger Arzt ist, an unbedingten Maßstäben gemessen, ein korrumpierter Arzt. Selbst der Militärarzt ist in seinem Wirken noch frei zu nennen. Der irgendwie kündbare oder von Laien abhängige Arzt aber, der also nicht sein „eigener Auftraggeber" ist, ist unfrei. Würde das Kassenunternehmertum entgültig die Ärzte in ein Abhängigkeitsverhältnis einzwängen können, wie es in der Notverordnung vom 30. Oktober 1923 als Folge der völlig blinden Auffassung des Arbeitsministeriums auf eine unverhüllte und plumpe Weise versucht wurde, dann wäre eine solche „Pachtung" des Heilwesens etwa das gleiche, als wenn ein Großmagnat der Industrie eigene Rechtspflege durch Anstellung von Richtern einführen wollte, wobei, wie dort die Versicherten und Ärzte, hier Richter und Angeklagte in ein unsittliches Abhängigkeitsverhältnis geraten würden.

Die englische Öffentlichkeit hat frühzeitig diese Sachlage erkannt und sich entschlossen, unter völliger Beiseiteschiebung der alles andere als vorbildlichen deutschen Verhältnisse seinen Ärztestand nicht ähnlichen und notwendig demoralisierenden Verhältnissen auszuliefern. In voller Erkenntnis der Wichtigkeit dieses Beschlusses hat es die „freie Arztwahl" zum Gesetz erhoben. Die bei unseren Zuständen vielfach angezogene Argumentation, daß der Versicherte das „Recht auf den Arzt seines Vertrauens" habe, hat dabei nur mitbestimmend gewirkt. Da er ferner erkannte, daß die Anstellung der Ärzte bei den Krankenkassen überhaupt mit der Moral dieses Berufes unverträglich ist, hat der englische Gesetzgeber die Ärzte, unter Vermeidung der Verbeamtung, beim Wohlfahrtsminister angestellt. Das Reich hat ein solches Ministerium nicht und überläßt diese subtilen und mit geistigen Imponderabilien schwer belasteten Fragen dem dazu seiner Natur nach ungeeigneten Reichsarbeitsministerium.

Die derzeitigen Abbaubestrebungen oder die neuerlichen Forderungen eines „Entbehrungsfaktors" der Ärzte tangieren die grundsätzlichen und allgemeinen in dieser Abhandlung angestrebten soziologischen Beziehungen nicht: auch im Deutschland von vor dem Kriege bestanden alle hier darzulegenden Verhältnisse und antagonistischen Auswirkungen einer in ihrer Grundlage verfehlten Gesetzgebung. Denn in den schweren Kämpfen zwischen Ärzten und Krankenkassen hat sich vor allem dies gezeigt, daß der Versuch, den Konflikt „juristisch" zu lösen, völlig mißglückt ist.

III.

Wir sahen bisher, daß der Beruf des Arztes von zwei Seiten her Erschütterungen ausgesetzt ist: durch eine übermächtige Verkettung antinomisch wirkender Kräfte infolge einer allgemeinen Umwälzung und insbesondere durch die Einführung der Sozialversicherung, die heute den dominierenden Druck darstellt, unter dem die Ärzteschaft steht. Nachdem jene Kräfte längere Zeit am ärztlichen Beruf gerüttelt haben, wird es unabweislich, sich von neuem auf das Wesenhafte ärztlicher Existenz überhaupt zu besinnen. Der Enttäuschung, der Niedergedrücktheit, ja dem Ekel der deutschen Ärzteschaft vor den Verhältnissen, in die sie sich eingekeilt sieht, ist es — nächst der Abwehr roher Gewalt — gemäß, zu fragen: was kann der deutsche Arzt vor sich selbst, was könnte er vor dem Volke sein, wenn er nicht unter diesen Bedrückungen stünde? Im Hinblick auf die Wahrscheinlichkeit — man darf wohl sagen Unausbleiblichkeit — künftiger fundamentaler Umgestaltung der Gesetzgebung kann ihm letzthin nur helfen, daß die Nation klar sieht, was der deutsche Arzt von sich fordert, was er zu verwirklichen verspricht, und was eine Gesetzgebung zu respektieren hätte, sofern sie auf einem so bedeutungsvollen Gebiet sich wesenhafte Ziele setzen wollte.

Aber wer hätte solche Forderungen aufzustellen? Das kann keine „Zunft" unternehmen. Eine Zeit wie die gegenwärtige, einer beherrschenden Weltanschauung bar, hypnotisiert von Prophezeiungen einer „untergehenden" Kultur- und Gesellschaftsordnung, hat es freilich schwer, den Impuls zur Selbstbesinnung zu finden. Wenn man ferner die materialistische Geschichtsauffassung verabsolutiert und den Strom des Geschehens nicht antinomisch begreift, hat es keinen Zweck zu sagen, daß das Hervordrängen ökonomischer Kräfte um so vehementer ist, als sich ihm nicht Kräfte des Geistes in den Weg stellen. Es ist kaum paradox, daß eine Zeit weltanschaulicher Armut dazu neigt, prophetische Stellungnahmen zu „glauben". Man könnte versucht sein, die geistige Leere der Zeit dahin zu begreifen, daß der nackten Tatsächlichkeit jener Menschenmasse die Kleider einer zum Teil Jahrtausende alten Tradition nicht mehr paßten, und so der Anschein des Unvermögens zu weltanschaulichem Leben erweckt werden mußte.

Und doch kann es in diesem Zeitpunkt, in dem die Wissenschaft, insbesondere auch Mathematik und Naturwissenschaft, sich ihrer absoluten Geltung entkleidet sehen, in welchem vielleicht sogar ein neuer universaler Untergrund des Denkens und des Geistes überhaupt heraufdringen möchte, gerade dem Arzte nicht allzu schwer fallen, von seiner Festgefahrenheit in einem mechanisierten medizinischen Denken loszukommen. Freilich, den Impuls zu unbedingtem moralischen Fordern, zu „existentieller" Berufsführung und Besinnung auf eine „Idee" des Arztes wird man wohl immer nur in einzelnen Persönlichkeiten antreffen. Aber diese Selbstbesinnung Einzelner war stets für die Gesamtheit ausschlaggebend und sie begreift zugleich den Glauben an eine Resonanz in den allgemeinen Verhältnissen mit ein: ohne einen Rest von Hoffnung auf die in der Nation schlummernden Kräfte müßten wir entgültig verzweifeln! Will man die Tradition „deutschen Geistes" verloren geben, dann ist auch gewiß die deutsche ärztliche Kultur mit ihr dahin. Es kann so sein! Aber noch darf man hoffen, daß der Geist unseres Volkes, nachdem ihn die chaotischen Imponderabilien einer riesigen Masse verschüttet hatten, sogar aus ihr heraus sich wieder erheben werde.

Forderungen, die der Arzt an sich stellt, werden, wenn sie als der Ausdruck der Totalität ärztlichen Wirkens gelten wollen, orientiert sein müssen an einer Idee des Arztes. Von einer solchen hat man auf irgendeine Weise zu allen Zeiten gesprochen. Aber man gab ihr, nur den Impuls fühlend, leicht schiefe Deutungen. Man glaubte, utopische Endzwecke, etwa das „Ideal des gesunden Menschen" aufstellen zu können, oder verlor sich ins Charakterologische, indem man von den „Eigenschaften" sprach, die dem Arzt notwendig seien.

Ideen werden Kräfte genannt, die uns im Innersten und Letzten leiten, Bewegungen des Geistes, die zugleich sich ins Gegenständliche fortzupflanzen scheinen, wie leuchtende Ziele vor uns herschweben, ohne doch jemals uns wirklich gegenständlich zu werden. Die Idee des Arztes läßt sich auf keine Weise „beschreiben", und doch glaubt jeder wahrhafte Arzt, wiewohl er sein Ziel nie erreicht, angesichts einer solchen zu leben.

Dem im religiösen Bekenntnis Gebundenen ist die Idee abgelöst durch die Erfüllung von Pflichten, die ihm aus dem Dogma fließen. Der so verankerte Arzt wird seinen Halt in einer speziellen Anwendung bekenntnismäßiger Sätze, etwa in der Ausübung der Nächstenliebe eher, als in einer Idee zu finden glauben. Nicht nur zu den Zeiten der Priestervereine, wo Arzt und Seelsorger zu besonderer Ausübung sich verschmolzen, gab es Ärzte, die in tiefer Religiosität wurzelten; es gibt sie vereinzelt noch heute. Darüber hinaus aber hat wohl bei allen Völkern das religiöse Leben Ärzte angetrieben, die Heilwirkung im Medium des Religiösen selbst zu vollbringen, selbst „Heiland" zu sein. Gewiß gingen von großen prophetischen Naturen, die an ihre Mission glaubten, auch Heilwirkungen aus. Heute könnte sich ein solches ärztliches Wirken, das sich eines fragwürdigen Zwielichtes bedienen müßte, nur als unechte Manifestation erweisen. Wo Ärzte in einer konkreten Situation dem Patienten als der „Retter" erscheinen, sogar, aus weislicher Überlegung heraus, erscheinen wollen, wo Situationen auftreten, in denen der Arzt gar lügen muß, werden ernsthafte Naturen dies aus einer Gesinnung heraus unternehmen, die sich in Echtheit vor sich selbst der Sache bescheiden unterordnet. Die häufig durch die Sachlage geforderte Unübersichtlichkeit ärztlichen Handelns mag zwar noch Raum haben für den dämonischen Einschlag bedeutender ärztlicher Persönlichkeiten; aber eigenes Überzeugtsein muß auch da im Zentrum stehen, wo es der Situation unangemessen ist, den Patienten lediglich zu überzeugen.

Das religiöse Erleben, soweit es kirchlichen Ausdruck gefunden hat, ist in rapidem Abnehmen begriffen. Gerade der Arzt sah sich seit langem zuerst in diesen Prozeß verstrickt. Er, der täglich Menschen sterben sieht, der Leichname seziert, der die Gesetze des Naturgeschehens auf den Menschen anzuwenden strebt, ist immer versucht, in Skepsis oder leeren „Atheismus" zu verfallen. Es kann nicht ausbleiben, daß ein Zeitalter wie das unsrige, bisher unfähig zu neuer kirchlicher Konkretisierung, im Verlangen nach wahrhaftiger menschlicher Existenz sich von neuem und verlangender als bisher an die Philosophie wendet. Sie, die den totalen Hintergrund auch der Wissenschaft ausmacht, könnte den Arzt zu neuem Ausdruck wesenhafter Existenz in seinem Berufe führen.

Einer Idee des Arztes werden wir uns aber nicht bewußt, indem wir uns auf das eigentlich Selbstverständliche besinnen. Es soll hier darum nicht von den charitativen Eigenschaften, ohne die ärztliches Wirken undenkbar ist, die Rede sein. Selbst nicht in erster Linie davon, daß der Arzt „ein reiner und moralischer Mensch"[1]) sein müsse, wiewohl gerade das heute nicht mehr selbstverständlich zu sein scheint. Die Idee kann nur an den Grenzen des Geistes aufleuchten, dort, wo das Gegenständliche aufhört und menschliche Ergriffenheit durch ein Absolutes ihren Höhepunkt erfährt. Die „Grenzsituationen" des Lebens, eingebettet in das „Leiden", das der Arzt selbst erfährt, sind es, an denen sich die Idee ärztlichen Menschseins zu entzünden vermag. Den tiefsten und ernstesten Impulsen müssen in letzter Instanz die Ergebnisse der Wissenschaft, die als solche Selbstzweck sind, die Eigenschaften, Begabungen, Fertigkeiten dienen, um ärztliches Wirken in der Welt wesenhaft erscheinen zu lassen. Der Arzt, führt Friedrich Nasse aus[2]), sei Zeuge der großen Szenen des Lebens, wo Freude und Trauer, Scheiden und Wiedergewinnen die Herzen der Menschen erschüttern. Der unentstellte Ausdruck dieser rein menschlichen Regungen scheue seine Gegenwart nicht. Vielleicht ist für die Nähe, die der Arzt zur Idee gewinnen kann, nichts entscheidender als seine Stellung zum Tode. Der Arzt kann nicht hoffen, den Sterbenden mit dem Nichts zu trösten, in das er eingehe, oder mit verabsolutierender Skepsis auf ihm anvertraute Menschen angesichts des Schicksals eine ernstere Wirkung auszuüben. Er kann auch nicht glauben, den Seelsorger ersetzen zu können, indem er kirchliche Dogmen wiederholt oder eine Scheinphilosophie zu propagieren unternimmt, die „weiß", was es mit dem Tode auf sich hat. Leid erhebt sich über bloße Verzweiflung aus sich selbst, indem es seinen totalen Charakter offenbart. Dann erscheint es

---
[1]) Hufeland: Enchiridium medicum 1836.
[2]) Friedrich Nasse: „Von der Stellung der Ärzte im Staate". Bei C. Cnobloch 1823. Neu veröffentlicht in den ärztl. Mitt. 1924.

uns als ein Unentrinnbares, vor dem wir uns, in letzter echter Wahl, auch in heroischem Trotz nicht aufzulehnen vermögen. Wir vollenden im Leben nicht nur unsere Zwecke nicht, der Tod unterbricht jäh das versprechendste Tun, bedroht ständig, was wirklich in uns zu werden strebt. Dies Zugrundegehen des eigenen Wesens vermögen wir letzthin nicht zu begreifen. Indem wir das Nichtsein zu umschreiben versuchen, wissen wir doch nicht zu sagen, was in der „Unvorstellbarkeit" und „Undenkbarkeit" des Todes für das Erleben des einzelnen Menschen dennoch liegt. Wo ein Glaubensbekenntnis die ewige Seligkeit verspricht, ist das Erleben dieser Grenze beschwichtigt und aufgehoben. Es ist Ausdruck eigengesetzlicher Religiosität oder philosophischer Existenz, wenn wir, unfähig, einen erkennbaren Sinn in Tod und Schicksal zu erblicken, dennoch uns nicht zu ihrer Sinnlosigkeit bekennen. Die unnennbare Kraft, die uns dazu antreibt, lenkt letzthin auch das ärztliche Tun, sie bewirkt, daß der Arzt sich dazu berufen fühlt, nicht gegen das Schicksal zu kämpfen, als wäre es der Feind des Menschen, sondern das Schicksal in seine Berufung einzubeziehen, und nur so Helfer der Menschen sein zu wollen. Der leidende Mensch will nicht das Mitleiden des Arztes oder seine Erschütterung sehen. Im Arzte soll sich nach Erwartung der Menschen der Prozeß vollzogen haben, der es ermöglicht, zum Leben ja zu sagen. Das Pathos seiner Überlegenheit, das er sich durch eigenes Schicksal und durch Besinnung auf die letzten Dinge erkämpft hat, ist der Grund davon, daß leiderschütterte Menschen das Dabeisein des Arztes ohne bedrückende Distanz ertragen. Auf diesem allgemeinen Untergrund steht der Arzt!

Doch nicht nur das von außen her durch Tod, Zufall und Leid aller Art heimsuchende Geschick ist es, das den Arzt mit dem bei ihm Hilfe suchenden Menschen verbindet; auch jene krankhaften Ausstrahlungen erfordern ihn immer häufiger, die aus nicht wahrhaftig erlebter Schuld, aus nicht echt erlebten Lebenssituationen entspringen. Der für sich selbst souveräne Mensch wächst auch an seiner Schuld, entscheidende Begebenheiten des Lebens erfährt er als etwas Letztes. Wo es den Menschen jedoch an Klarheitswillen gebricht, sind Reaktionen die Folge, die sich von leichter Verschiebung des seelischen Zusammenhangs bis zur Krankheit steigern können und „Verzweiflung"[1] solcher Art zu besonderem Ausdruck bringen. Auch hier muß der Arzt sein wirkliches Wesen in breiter Kommunikation mit dem Patienten erfassen, wo er es wagt, in den Kampf, den dieser mit sich selbst führt, einzugreifen. Doch kann der Arzt das zumeist nur so weit, als dieser Kampf in der Krankheit oder in einer möglichen Beziehung zu ihr zum Ausdruck gelangt.

Es ist eine Tatsache, daß im Fortgang soziologischen Geschehens, insbesondere infolge des Dahinschwindens kirchlichen und religiösen Lebens, selbst das Kranksein der Menschen ein anderes wird. An die Stelle religiösen Halts ist heute mit der Häufung der Neurosen eine Ausbreitung der Angst überhaupt getreten. Innerhalb der protestantischen Kirche kommen Konkurrenzbestrebungen zur katholischen Beichte auf. Der Pastor soll „psychoanalytisch" vorgebildet werden. Das Groteske solcher Forderung soll hier nicht näher betrachtet werden: der religiöse Berater kann immer nur durch die Gewalt eigenen Glaubens wirken; niemals kann irgendeine wissenschaftliche Propädeutik einem Überfließen eigenen Erfülltseins Voraussetzung sein.

Anders der Arzt! Sieht er sich heute nach einem zentralen Punkt seines Aufgabenkomplexes unter dem Aspekt des Helfens an der Gesamtheit um, so sind es vielleicht die in den Kranken sich aufzeigenden Begleiterscheinungen weltanschaulicher Haltlosigkeit. Es ist immer die Aufgabe eines Berufes, der, wie hier, zugleich Berufung beansprucht, daß er sich in seiner zeitlosen Reinheit erhält, um mit desto sichereren Impulsen den Besonderheiten zeitlicher Konkretisierung leben zu können. In einer Zeit, in welcher die weltanschauliche Haltung des einzelnen Menschen so außerordentlich fraglich geworden ist, braucht sich menschliche „Verzweiflung" — dieser Begriff im weltanschaulich-psychologischen Verstande — nicht nur in Neurosen und seelischen Dissonanzen aller Art zu offenbaren. Vielmehr können sich gelegentlich jeder geringfügigen Gesundheitsstörung, welche die vitalen Umstände eines Menschen oder einer Familie einschneidend beeinflussen, Unsicherheit und Unklarheit allgemein menschlicher Art auftun.

---

[1] Kierkegaard: „Die Krankheit zum Tode", Bd. 8.

Schon wird neuerdings vielfach die Forderung erhoben, der Arzt müsse „mehr allgemeine Bildung haben", müsse Philosophie, Psychologie „studieren". So gewiß Erweiterung unserer Erkenntnis niemals ohne Rückwirkung auf unsere gesamte geistige Existenz ist, falls diese auf ein Ganzes hin tendiert, so wenig ist von einer bloßen Anreicherung von Kenntnissen zu erhoffen. Dasjenige, was die moderne Situation vom Arzt erfordert, kann nur aus seiner persönlichen Initiative, aus erlebter Verantwortung, aus dem Glauben an die irrationalen Wurzeln menschlicher Vernunft herausfließen. Gerade der Umstand, daß jetzt die letzten Voraussetzungen der Vernunft aus dem Rationalen herausgelöst scheinen, bewirkt ja das weltanschauliche Herabsinken so vieler Menschen, die zu anderen Zeiten, als noch das Rationale an begreifbare Voraussetzungen, z. B. die Voraussetzung „reiner Wissenschaft" anknüpfte, noch Kräfte für existentielles Wirken in der Welt bezogen hätten. Ein Ausdruck heutiger Weltanschauung universaler Struktur ist nicht da; am anschaulichsten drückt sie vielleicht die mehr „psychologische" Fassung des „Halts im Unendlichen"[1]) aus. Wie aber soll der Arzt Aufgaben, die nur mit souveräner Gesinnung zu erfassen sind, gegenübertreten, ohne eigene innere Sicherheit, eigenen Halt und Klarheitswillen, ohne eigene Selbstgestaltung? Solche Aufgaben stellt heute dem Arzte die Wissenschaft, indem sie ein Heer neuer Reflexphänomene durch Entdeckung „vagotonischer" und „sympathikotonischer" Zustände aufzeigte, fast „verstehbare" Krankheitsbilder neuer Art feststellte (z. B. Umformung der Hysterie zu neuartigen Ausdruckserscheinungen, Zunahme von Neurosen eines völlig neuen Typus im Gebiet der glatten Muskulatur und des Drüsensystems), und die Wissenschaft zugleich den übergreifenden Einfluß von Unklarheiten hinsichtlich „letzter" psychischer Gegebenheiten auf jenes Nervensystem annimmt.

Wir scheinen aus dem Zeitalter der Verabsolutierung des Kausalgedankens herauszutreten, in die der ungeheure Aufschwung

---

[1]) Er bezeichnet die Geisteshaltung von Menschen, die, geleitet von Ideen, sich gegenüber einer äußeren und inneren Unendlichkeit fühlen und in irrationaler Verantwortung einer Freiheit zustreben, die ihnen innerhalb des lebendigen Lebensvollzugs die Antinomien des Daseins aufhebt, ohne daß sie einen Sinn des Daseins zu wissen sich vermessen.

der Naturwissenschaften geführt hat, und in welcher fast die Ehrfurcht vor der Unendlichkeit der Natur verloren gegangen war. Mit Theorien hoffte man schließlich alles zu erklären. Der Arzt hatte geglaubt, auch gegenüber dem „Organischen" die Idee der Unendlichkeit ausschalten zu können und mit ausschließlich kausaler Fragestellung auszukommen. Aus dieser maschinellen und nivellierenden Denkungsrichtung muß nun auch der Arzt heraustreten in eine von Grund auf geänderte Situation ärztlichen Denkens! Noch eben war er gewohnt, selbst das Seelische in der Perspektive des Kausalgedankens anzuschauen. Im Laboratorium hatte er begonnen, die sich überstürzenden Entdeckungen auf chemisch-physikalischen Gebiet im Rohen zu überblicken und für die ärztliche Heilwirkung nutzbar zu machen. Nunmehr gilt es, über diese Sphäre des Kausalgedankens hinübergreifend, im Psychischen, innerhalb dessen der Kausalgedanke in dieser Art nicht gilt, einen Erscheinungskomplex zu erfassen, der dennoch mit dem kausal begreifbaren Geschehen auf letzthin unbegreifliche Art verbunden ist. An diesem Punkte setzen die besonderen Forderungen an, die ein vielleicht erst im Heraufziehen begriffenes Zeitalter an den Arzt stellt. Zwar werden Sachkunde und Forschung stets das Entscheidende sein! Aber es scheint, als gehöre in heutiger Zeit zum Arzt daneben wieder in höherem Maße als zuletzt dasjenige, was frühere Zeiten ärztliche Kunst nannten: Intuition, lebendiges Miterleben, Pathos menschlicher Überlegenheit oder Sicherheit sind schlechterdings unerlernbare Mittel ärztlicher Wirkung. Aus moralischer Haltung, sokratisch, d. h. ohne Anspruch auf Macht, will der Arzt überzeugen. Seine unbestreitbare Machtstellung relativiert er aber aus eigener Entschließung im Hinblick auf eine Verantwortung, die er der Seele des anderen schuldet. Im Gegensatz zu ihm kennt die heutige Zeit manche „Autorität", die, bei natürlich anzuerkennender Sachkenntnis, in äußerer wie innerer Haltung es im übrigen gerade auf ihre Machtstellung absieht. Ihnen gegenüber ragen noch in unsere Zeit hinein einzelne bedeutsame Repräsentanten autoritativer Heilkunst und erregen unsere Bewunderung, wie sie in oftmals eng bemessener Zeitspanne in genialer Intuition im menschlichen Wägen jedes Wortes ins Zentrum des „Falles" treffen.

Das Publikum ist in nicht geringem Umfange geneigt, Kurpfuscher und dunkle Elemente aller Art aufzusuchen; aber der Glaube an kausale Methoden überwiegt doch bei ihm. Auch da, wo diese, wie im Psychischen, vor einer absoluten Grenze Halt machen müssen, verlangt der Patient die kausale Behandlung: es besteht eine Art passiver Resistenz gegenüber der ärztlichen Forderung nach geistiger Rationalisierung. Wiewohl der, welcher durch einen Spalt in eine Höhle hineinging, nur durch ihn wieder ins Freie gelangen kann, will der aus seinem seelischen Gleichgewicht gekommene Patient heute meist nicht die Rückkehr auf dem gleichen Wege; er will den unechten Weg „objektiver" Methoden. Physikalische Kuren, Medikamente, allenfalls psychologische Technizismen, wie Psychoanalyse, Hypnose, werden an Stelle restloser Kommunikation mit dem Arzt verlangt. Ihrer Unvermeidbarkeit in vielen Fällen wird aber stets der Anspruch auf lediglich überzeugende ärztliche Einwirkung gegenüberstehen. Denn Überzeugen und Überzeugtwerden unter Aufhebung aller Distanz bleibt die erhabenste Form der Kommunikation freier Menschen. Hier darf der Arzt nicht vor der Aufgabe versagen, den Abirrungen von substantiellem Erleben aus eigener Existenz heraus verstehend und helfend gegenüber zu treten. Aber auch in jenen Fällen, in denen der Arzt sich zur Anwendung psychischer Technizismen entschließt, wird er in äußerster Verantwortlichkeit jeden moralischen Schaden beim Patienten zu verhüten haben und versuchen müssen, diesem das größtmögliche Maß innerer Freiheit zu erhalten.

Die Abkehr von einer Verabsolutierung des Kausalprinzips darf freilich nicht verhindern, daß es innerhalb seiner wirklichen Sphäre breiteste Anwendung findet. Nur Erweiterung, nicht Einengung ärztlichen Wirkens kommt in Betracht. Es will scheinen, als ob jene Abkehr uns den Blick dafür frei macht, daß die Ärzte, die in älteren Zeiten an eine spezifische „Lebenskraft" glaubten, doch wohl nicht nur einem phantastischen Spiritualismus erlagen. Sehen wir heute auf das mächtig anschwellende Forschungsgebiet vagotonischer und sympathikotonischer Zustände, so hat man fast den Eindruck, daß hier etwas ins Zentrum medizinischer Wissenschaft zu rücken scheint, was frühere Zeiten nur intuitiv zu ahnen vermochten. Ein wieder lebendiges Arztsein, das freilich heute noch in Klinik und Sprechstunde vielfach zu vermissen ist, könnte zugleich wieder das Band zwischen Praxis und Universitätsklinik anknüpfen, wenn der jetzige „Betrieb" wieder neuen Formen der Beziehung zwischen Arzt und Patient Platz machte. Vielleicht, könnte man hinzufügen, hätten die Krankenkassen niemals hoffen können, die Ärzteschaft derartig vor ihren Wagen zu spannen, wäre ärztliches Wirken auch der Öffentlichkeit als eine so unvergleichlich lebendige Wechselwirkung erschienen, daß sie innerhalb eines mechanisierten Betriebes verkümmern müßte.

Es kann hier nicht versucht werden näher darzulegen, wie es keinen Zweig ärztlicher Forschung und Heilwirkung bis in die differenzierten spezialistischen Abschattierungen gibt, der heute nicht mehr als bisher durch universalere Auffassung ärztlicher Existenz erfüllt werden könnte.

Die Kinderheilkunde z. B. beschäftigt das Problem des milieukranken Kindes, des einzigen Kindes, der zunehmenden Psychopathien im Kindesalter. Man spricht unzureichend von sozialen Schäden, Undiszipliniertheit des Elternhauses, ohne in erster Linie auf das allgemeine Schwinden weltanschaulichen und religiösen Lebens hinzuweisen. Es gibt das „verzweifelte" Kind, das gerade, weil seine Moral sich an der Umwelt reibt, exzentrisch reagiert, da es sich selbst mißdeutet. Hier liegt ein Feld ärztlichen Wirkens in Familie, Schule, staatlichen Behörden. Heute wird Pädagogik zu einem zentralen Problem der Nation, das die Mitwirkung des Arztes erwartet. Eine Erziehung, die über die bloße Disziplinierung in den ersten Kinderjahren hinausreichte, ist in unserem Volke bis in die Gegenwart hinein nicht da! Sie ging früher Hand in Hand mit dem religiösen Leben in Familie und Gesellschaft. Neurosen auch älterer Menschen beruhen doch vielfach nur auf völligem Versagen heutiger Selbsterziehung. Mehr und mehr zeigt sich, daß alle Erziehung an weltanschaulicher Besinnung orientiert sein muß. Ohne sie wird sie ziellos und verliert sich an verabsolutierende Methoden und oft sehr zweifelhafte Experimente. Vielleicht zeigt die ärztliche Mitwirkung an der gegenwärtigen, wie es scheint, auch geistige Erneuerung anstrebenden Sportsbewegung, daß der Nation vom Arzt Wichtiges geleistet wird, das in den engen Rahmen der Sozialversicherung nicht eingeht, aber gerade darum beweist, daß die Gesamtheit ärztlicher Leistung für ein Volk ein nationales Gut darstellt, das im größten Umfange zu ermöglichen eine nationale Pflicht ist.

Wie mit der verminderten Bedeutung des Kausalgedankens vielleicht ein neues Gefühl für Unendlichkeit aufgestiegen ist, bemerkt auch die medizinische Wissenschaft mehr den ihr innewohnenden antinomischen Charakter: die Unendlichkeit des Krankheitsbegriffs, der Gedanke, daß Krankheit für alle Zeiten mit menschlichem Schicksal verknüpft sein wird, stehen dem prinzipiellen Impuls der Wissenschaft gegenüber, jegliche Krankheit erkennen zu wollen, um sie aus der Welt zu schaffen.

Es liegt nicht in der Absicht dieser Darstellung, den Anschein der Wissenschaftlichkeit zu erregen; insbesondere auch auf medizinischem Gebiet weiß sie sich von dieser Anmaßung frei. Aber die Wissenschaft hat einen universalen Hintergrund. Dieser kann auch demjenigen lebendig werden, der nicht wissenschaftlich arbeitet und nur in geringem Maße ihrem Gange folgt. Umgekehrt kann gerade in der Medizin die Aufsplitterung der Wissenschaft in endloses Detail trotz einschneidender und genialer Entdeckungen den Forscher aus jenem Hintergrund herausdrängen. Den Blick auf sein Einzelgebiet geheftet, geht ihm der Sinn für das „Ganze" der Wissenschaft, für ein Leben aus einer Totalität des Geistes mehr und mehr verloren. Für den medizinischen Universitätslehrer tritt als weiteres Moment hinzu, daß eine Idee der Universität heute weniger lebendig ist als je, daß die Kommunikation mit den Schülern und mit der weiteren Ärzteschaft nicht mehr unter einer Gesinnung erlebt wird, die die Idee des Arztes in das Leben des Geistes in der Wissenschaft einmünden läßt. Die vorliegende Arbeit möchte gerade von der Universität die Rettung des deutschen Arztes erhoffen. Sie wurde in verehrender Vergegenwärtigung einzelner Universitätslehrer geschrieben, aber zugleich mit einer nicht zu unterdrückenden Skepsis gegenüber dem Geist an den heutigen Universitäten, der zur wertvolleren Jugend nicht mehr zu sprechen vermag, den diese vielfach ablehnt.

Mit dem Gehalt ärztlicher Berufsauffassung ist es aber unvereinbar, daß der Arzt seiner Behandlung irgendetwas, das ihrem innersten Wesen fremd ist, beimischt. Wenn es auch möglich schien, in dieser Darstellung von den selbstverständlichen Voraussetzungen ernsten Arztseins zu schweigen, die zeitlos sind, so ist das doch nicht angängig gegenüber solchen Entgleisungen ärztlicher Kreise, die in der Gegenwart konkret in die Erscheinung treten. Dahin gehört heute eine wie auch immer geartete, dem Patienten gegenüber tendenziös zum Ausdruck gebrachte politische Gesinnung. Sie müßte eine Wand zwischen Arzt und Kranken aufrichten und stellte sich als Ausnutzung der Machtposition des Arztes dar. Ebenso schließt sachliche Einstellung ein zum Ausdruck gelangendes erotisches oder sexuelles Interesse am Patienten aus. Es kann keinem Zweifel unterliegen, daß sich heute mondänes Leben in Ton und Zuschnitt der ärztlichen Haltung vielfach in die Sprechstunde hineinerstreckt, ja daß vielfach vom Publikum unärztliche Umgangsformen sogar erwartet werden. Andererseits darf Sachlichkeit nicht mit stupidem Handwerkertum, der bloßen unpersönlichen Anwendung von Kenntnissen und Fertigkeiten verwechselt werden. Krankenhausleiter und Krankenhausärzte glauben vielfach sich in solcher isolierten Scheinsachlichkeit geben zu sollen, die die lebendige menschliche Existenz des Patienten, aber auch die des Arztes ausschalten.

Zwar muß man verlangen, daß der Arzt in ökonomisch gehobener Lage ist, damit er seinen Beruf ohne Ablenkung durch eigene häusliche Miseren wirtschaftlicher Art erfüllen und sich in fremdes Schicksal wahrhaft versenken kann. Zugleich aber ist von ihm zu fordern, daß er den konkreten Behandlungsfall nicht unter der Perspektive zu erwartender Einnahmen ansieht. Die Sucht des heutigen Publikums nach Sensation, die Furcht des Arztes, „der Fall ginge ihm sonst verloren", verführt zu sinnloser Ausdehnung und Anwendung von Behandlungen, zu „Luxusoperationen", zur Demoralisierung in der Indikationsstellung überhaupt. Es ist unverkennbar, wie das Publikum den Arzt, der Arzt das Publikum mehr und mehr verführt. Der „Forderung" weiter Volkskreise nach Einleitung der künstlichen Frühgeburt scheint eine erhebliche Zahl von Ärzten entgegenzukommen. Ernsthafte Ärzte werden vielfach gemieden, weil sie den kriminellen Eingriff ablehnen. Es ist unbezweifelbar, daß die Gründe, aus denen dieser Eingriff verlangt wird, häufig in keinem Verhältnis zum Ernst des angerichteten Schadens stehen, daß es sich in vielen Fällen eher um eine Art von seelischer „Massenansteckung" und allgemeiner Gebärabneigung zu handeln scheint. Die Abhilfe, auf die es hier ankommt, kann nicht vom Arzt allein erwartet werden. Die Aufklärung über die jeweilige Notwendigkeit der Schwangerschaftsverhütung ist noch gering. Die Ausführung der Operation aus sozialer Not wird der ärztlichen Auffassung auch dann noch zuwiderlaufen, wenn selbst das Gesetz sie freigäbe, da es unärztlich bleiben muß, eine Operation aus medizinisch nicht vertretbarer Indikation vorzunehmen. „Soziale Indikationen" allein sind eine medizinische Unmöglichkeit. Gäbe man z. B. gesetzlich frei, Unheilbare zu töten, so müßte es persönlicher Entscheidung überlassen bleiben, ob irgendein Arzt sich dieser Aufgabe unterzöge. Mitgefühl und ärztliche Moral stehen hier wie dort in einer von jedem Arzt schwer empfundenen Kollision. Die medizinische Wissenschaft und die Berufsmoral würde es aufs schwerste belasten, würden sie jemals dem Gesetzgeber dahin folgen oder jetzt sich damit entschuldigen, daß das Gesetz der Abtreibung „entgegenstünde"

Wie die Wissenschaft es ist, muß auch der Arzt dem Patienten gegenüber unbedingt und kompromißlos sein. Wie der Richter nicht zögern darf, sein Gefühl schweigen zu lassen, wenn er nicht am Gehalt seines Berufes rütteln will, so muß der Arzt unabhängig sein. Niemand darf von ihm eine Handlung oder Gesinnung fordern, die er nicht auf Grund substantiell sachlicher Entscheidung selbst auszuführen oder zu vertreten wünscht. Keine persönliche Furcht darf in ihm sein, die ihn hindern könnte, gewagte Entscheidungen zu treffen. Ein Angestelltenverhältnis, falls es mit Abhängigkeit verbunden ist, ist für das Wesen ärztlichen Wirkens der Tod.

Eine schwere Prüfung für die ärztliche Haltung war der Krieg. In die selbstverständliche Hingabe an die Heilung von Wunden und Krankheit mischte sich die Forderung des Staates, diesen Selbstzweck zu relativieren durch den Zweck der Erhaltung der Militärtauglichkeit: den Ärzten war ferner die Aufgabe gestellt, dem größten Teil der männlichen Bevölkerung als Untersucher für den Heeresdienst gegenüberzutreten. Man muß dem deutschen Ärztestand zubilligen, daß er gerade dieser heiklen Doppelaufgabe sich zumeist gewachsen zeigte.

Niemals darf aber das Wesen geistiger ärztlicher Einwirkung dahin verstanden werden, als habe der Arzt Moralist zu sein. Er bleibt sich selbst zwar für Wort und Tat verantwortlich. Nie aber ist der Patient seinem Arzt irgendwelche Rechenschaft schuldig. Dem bei ihm Rat Suchenden steht der Arzt nur sachlich gegenüber. Doch zwingt ihn die heutige Zeit noch mehr, als frühere Zeiten es taten, aus einer innerlich gefestigten Haltung heraus zu den menschlichen Schwierigkeiten des Patienten um eines sachlichen Zwecks willen Stellung zu nehmen.

Einem hervorragenden Vertreter der medizinischen Wissenschaft und ärztlichen Kunst zugleich verdankt der Schreiber dieser Darstellung den Hinweis auf die folgende Stelle in Platons Gesetzen (4. Buch, 10):

„Es gibt, so sagen wir, verschiedene Ärzte und verschiedene ärztliche Handlanger. Auch diese nennen wir ‚Ärzte'."

„Gewiß."

„Die letzteren nun, mögen sie Freie sein oder Unfreie, erwerben ihre Kunst nur nach der Anweisung ihrer Herren und nach dem was sie sehen, kurz durch bloße Erfahrung, nicht aber aus dem Wesen der Sache selbst heraus, so wie es die wirklich freien Ärzte nicht nur selbst erlernt haben, sondern auch ihren Schülern beibringen. Bist du mit dieser Teilung derer, die man Ärzte nennt, in diese zwei Klassen einverstanden?"

„Wie sollte ich nicht?"

„So ist es dir wohl auch nicht unbekannt, daß, da es in allen Städten zweierlei Kranke gibt, unfreie und freie, die unfreien in der Regel von den Unfreien behandelt werden, die in der Stadt herumlaufen und in den Heilstätten auf die Kranken warten, und daß von solchen Ärzten keiner je den Grund irgendeiner Krankheit eines dieser Sklaven angibt oder sich vom Kranken darüber aufklären läßt, sondern jedem sofort, als wäre er genau unterrichtet, verordnet, was ihm nach seiner Erfahrung gutdünkt, eigenmächtig wie ein Tyrann, um dann in voller Eile wieder zu einem anderen kranken Sklaven zu laufen, und so erleichtert er dem Herrn der Kranken seine Sorgfalt um diese.

Der Freie hingegen behandelt in der Regel die Krankheiten der Freien, welche er von Grund aus und ihrem Wesen nach zu erforschen sucht, indem er den Kranken selbst wie auch dessen Freunde darüber befragt und so teils selbst von dem Patienten mancherlei lernt, teils auch, soweit ihm das möglich ist, den Kranken selbst belehrt und seine Verordnung nicht eher trifft, als bis er ihn bis zu einem gewissen Grade zu seiner Ansicht bekehrt hat, vielmehr bemüht er sich, den Kranken durch überzeugendes Gespräch zu beruhigen und führt ihn so zur Gesundheit und bemüht sich, dies vollständig zu machen. Ist dieser oder der andere der bessere Arzt?"

Es ist bezeichnend für das Wesen ärztlicher Kommunikation, daß wir heute kaum treffenderes über sie zu sagen wissen als Plato in diesen Worten. Irgendein Unausschöpfbares liegt ihr zugrunde. Es war überflüssig davon zu sprechen, daß jeder einzelne, der diesen Beruf erwählte, Gefahren für sein Leben, frühen Verbrauch seiner Kräfte, sorgenvolle Verantwortung auf sich nahm, oder von der Selbstverständlichkeit unbedingter Barmherzigkeit! Es sollte hier vielmehr versucht werden, den weltanschaulichen Untergrund alles ärztlichen Wirkens, der zeitlos ist und nur in seinen zeitlichen Manifestationen sich ändert, wenn auch nicht zur Anschauung, so doch wenigstens zur Andeutung zu bringen: jenen Arzt Platos, der als Freier zu Freien spricht, nur der Sache dienend, lediglich überzeugen, nicht meistern will, der sich in jedem Patienten und angesichts dessen Mühsal einer Totalität gegenüber weiß, auf die er in bescheidener Ehrfurcht zielt, wenn er heilen will.

Was aber die Freiheit des Patienten angeht, von der Plato spricht, so herrscht in der heutigen sozialen Gesetzgebung das Bestreben vor, die „Unfreien", die aus den Fesseln des patriarchalischen Zeitalters befreit werden sollten, der Heilkunst gegenüber in unfreier Gebundenheit festzuhalten: man glaubt, das Kranksein über einen Kamm scheren, es möglichst im Krankenhaus oder Ambulatoriumbetrieb einfangen und reglementieren zu können. Gerade der Krieg schien gezeigt zu haben, daß die unpersönliche Anwendung der Heilmethoden das Gleiche erreichte. Es ist letzthin das Freiheitsgefühl einer Nation dafür entscheidend, ob es ohne äußeren Zwang die einzelnen Arbeitenden oder gar ganze Familien einem militarisierenden und mechanisierenden Heilbetrieb ausliefern will. Es fällt nicht im geringsten ins Gewicht, daß man innerhalb eines solchen Heilbetriebs vielleicht den Neurosen Gelegenheit zu irgendwelcher Form von Aussprache gibt oder eine solche sonst gelegentlich konzediert. Es gibt weder eine innere noch äußere Krankheit, deren Erfordernisse nicht den weitesten Spielraum zur Vergegenwärtigung, Aussprache, intuitiver, ja „künstlerischer" Einwirkung des Arztes darbieten.

Für den deutschen Arztberuf gibt es gegenüber der derzeitigen Lage der Krankengesetzgebung nur die Wahl der Mechanisierung und Bureaukratisierung, die mit dem Untergang geistig existentieller ärztlicher Forschung, geistigen Arztseins überhaupt unauslöslich verbunden ist oder: in dieser verzweifelten Lage unter Selbstbesinnung auf die Erfordernisse des Berufs die Verantwortung für diese Entwicklung, die uns zu unfreien Handlangern herabwürdigt, mit allen erlaubten Mitteln abzulehnen. Gelingt es nicht, die Gesetzgebung in substantielle Bahnen zu lenken, dann ist es unausbleiblich, daß nur noch jene unfreien Elemente sich zur Mitarbeit in der Sozialversicherung hergeben werden, von denen Plato sagt: „Auch diese nennen wir Ärzte."

IV.

Während die Ausübung der Privatpraxis im Rahmen der Gewerbeordnung als freier Beruf anerkannt und garantiert, aber zur Zeit stark im Abnehmen begriffen ist, unterliegt die kassenärztliche Tätigkeit der Reichsversicherungsordnung, die, wie wir sahen, als „Träger" einer Zwangsversicherung Institute mit Unternehmercharakter geschaffen hat. An diese Institute sind die Ärzte zumeist durch Einzelverträge gebunden, die auf einen kurzen Zeitraum abgeschlossen werden und ohne Verbindung mit Privatpraxis — bis auf Ausnahmen — die Existenz des Arztes in ökonomischer Hinsicht nicht sicher stellen. Der Staat hielt es für richtig, sich um die Regelung dieser sozialen Frage nicht zu kümmern. Auch die neuesten Versuche auf diesem gesetzgeberischen Gebiet haben das bestätigt. Zwar sind dem Staate Streitigkeiten zwischen den Versicherungsträgern und den Ärzten unbequem, aber er sucht diese Streitigkeiten nur insofern zu beeinflussen, als er sich zu schiedsgerichtlicher Vermittlung hergibt und in einem paritätischen Reichsauschuß beider Parteien entscheidend mitwirkte. Er hat auch nichts dagegen, daß „Spitzenverbände" beiderseits in Aktion treten. Doch wird nicht versucht, den Zweck der sozialen Fürsorge von sich aus zu erfüllen. Die Entscheidung über Streitpunkte bleibt Verhandlungen überlassen, die die Verantwortlichkeit der ärztlichen Unterhändler schwer belasten. Kompromisse, die aus dieser wirtschaftspolitischen Situation hervorgehen, gefährden den ganzen Beruf auf das schlimmste. Vergreifen sich aber die Forderungen des „Gegners" zu offensichtlich an den vitalen Berufsinteressen, so bleibt die Entscheidung dem Machtkampf überlassen. Stier-Somlo weiß in seinem Kommentar zur Reichsversicherungsordnung als einzigen Schutz der Ärzte im Gesetz nur die §§ 372 und 373 anzuführen. Diese Paragraphen, die zugleich einen Schutz der Versicherten bedeuten sollten, sind aber von der Behörde bereits gegen die Ärzte ausgelegt worden und haben zu Maßnahmen geführt, die auch die Versicherten schwer benachteiligt haben. Schädigungen von Kranken, die durch den jüngsten vertraglosen Zustand eintraten, hinderten die Regierung, weil sie sich auf formaljuristische Auslegungen berufen zu müssen glaubte, nicht, die Fortdauer dieses unheilvollen Zustandes so gut wie untätig mitanzusehen. Es besteht die groteske Tatsache, daß der Arztberuf, von dem hier letzthin allein alle qualifizierte Leistung ausgeht, keinen irgendwie wesentlichen Schutz im grundlegenden Gesetz findet. Spätere und bis heute immer wieder geflickte und ergänzte Zusätze behandelten erst die Verhältnisse, die den Arzt angingen, aber nicht unter Vergegenwärtigung des dem Beruf eigentlich Wesentlichen. Da eben im grundlegenden Gesetz der Arzt nicht verwurzelt wurde, so stellen solche Zusätze zum Gesetz nichts als unsolide Bauten dar, die eines Fundaments entbehren.

Für die deutsche Ärzteschaft ist bei dieser Sachlage die Notwendigkeit einer Abwehrorganisation unabweislich gegeben, zumal die Regierung fortfährt, der Ärzteschaft die Rolle des „Arbeitnehmers" bei den Krankenkassen — mehr oder weniger abschattiert — zuzuweisen. Die neuesten Beschlüsse des Reichsausschusses legen die Wahrscheinlichkeit von Wirtschaftskämpfen auf unabsehbare Zeit von neuem fest. Die Beeinträchtigung des Berufs durch eine gewerkschaftliche Organisation liegt klar zutage, obwohl bei der jetzigen Lage ihre Unentbehrlichkeit außerhalb jeder Diskussion liegt: Es ist ein Unterschied, ob der Staat die substantiellen Ansprüche eines Berufs spontan erfüllt oder ob er ihn auf Selbsthilfe verweist. Unter allen Umständen müssen wirtschaftliche Machtkämpfe auf dem Gebiet einer charitativen Idee absurd erscheinen. Ohne die Möglichkeit solcher Kämpfe würde aber eine Organisation wie die des Leipziger Verbandes und seiner Unterorganisationen in ihrer gegenwärtigen

Form sinnlos sein. Insbesondere sozialistische Ärzte begrüßten die „Gewerkschaft der Ärzte" ausdrücklich, weil sie den Verhältnissen bei werktätigen Arbeitern zu entsprechen schien und gegenwärtig ja auch weitgehend entspricht. Aber eine solche Beurteilung verführt leicht dazu, das Unternehmertum der Krankenkassen als eine Selbstverständlichkeit hinzunehmen, die Lebensansprüche des Arztes mit jener der Arbeiter gleich zu stellen und zu verkennen, daß die Forderung nach Hebung der ökonomischen Stellung des Arztes vor allem substantielle Wurzeln hat. Gegen die Verbeamtung des Arztes liegen ernste Bedenken vor. Einzig die Umorganisierung der Ärzteschaft nach dem Prinzip der Selbstverwaltung ließe es zu, die Organisation in ihrer heutigen Gestalt aufzugeben.

Diese kurze, zum Teil wiederholende Zusammenfassung läßt hinreichend erkennen, daß innerhalb des geltenden Rechts die Lage des deutschen Arztes als eine innerlich wie äußerlich unhaltbare anzusehen ist.

In solcher Lage sieht sich der ärztliche Beruf nach Hilfe um. Wo soll er sie finden? Er könnte sich an die Volksgesinnung und das Rechtsbewußtsein, an den politischen Apparat der Regierung und Volksvertretung, an die Rechtswissenschaft wenden.

Die Volksgesinnung kommt zunächst in den Erfahrungen der ärztlichen Sprechstunde mannigfaltig zum Ausdruck. Diese, bisher zumeist nur den Ärzten geläufige Denkungsart der Versicherten Außenstehenden deutlich zu machen, ist schwierig. Daß aber im Volke eine dumpfe Unzufriedenheit mit den bestehenden Verhältnissen auf diesem Gebiet vorhanden ist, ist unbestreitbar. Forderungen in bestimmter Richtung, die deutlich heraushörbar wären, bestehen jedoch bisher sicherlich nicht. Als Ärzte dürfen wir sagen, daß das Volk unsere Bedürfnisse, könnte es sie begreifen, uns zubilligen würde. Aber es kann sie nicht ganz begreifen, und auch der Gesetzgeber kann sie allein von sich aus nicht würdigen. Bleibt aber der Ärztestand auf die Zufälligkeiten der öffentlichen Meinung und ihrer Organe angewiesen, so ist jede Abhilfe ausgeschlossen: dann aber gelangen wir zu dem Anspruch, daß der Beruf selbst für seine Erfordernisse in jedem Anbetracht als sachverständig zu gelten hat. Nicht die Tatsache, daß der einzelne Arzt als Glied der Nation Anspruch hat auf Schutz durch das Gesetz, ist es, worauf es hier ankommt. Es handelt sich um die Anerkennung des ärztlichen Berufs als eines integrierenden Teils der nationalen Kultur.

Aber die Volksgesinnung könnte auch in der geistigen Haltung des Staates, in der Würde seiner Gesetzgebung zum Ausdruck kommen. Man pflegt die griechische Gesinnung in der Gesetzgebung der des Römers gegenüber zu stellen, römische Rechtslehrer als „Juristen", griechische zugleich als Philosophen zu bezeichnen. Während der Römer als Jurist das Recht zu einem riesigen Gebäude aufführte, das, bei einer durchaus konservativen Tendenz, sich im Fortgang allgemeiner Entwicklung auszubauen hatte, bleibt der Grieche sich des unendlichen Abstandes zu dem Recht, das immer von neuem zu suchen ist und sich nie als endgültig empfindet, bewußt.

Für die Beurteilung der deutschen Rechtsverhältnisse ist es bezeichnend, daß in einer Nation von so erheblicher philosophischer Substanz im geltenden Recht davon so wenig in die Erscheinung tritt. Welche Bedeutung aber käme, falls sie vorhanden wäre, auf dem hier behandelten Sondergebiet der Sprache wesenhafter Volksgesinnung zu! Sicherheit des Rechts, meint Jhering, sei nur dort vorhanden, wo das nationale Rechtsgefühl sich zu einer unwiderstehlichen Macht emporgeschwungen habe. Zur Zeit besteht im deutschen Volke keine, wie auch immer geartete ideale Rechtsgesinnung, wie sie sich den Griechen in der $\delta i\kappa\eta$ verkörperte. Wo heute altes Recht stürzt oder gar das Recht sich überstürzt, da sind evolutionierende Mächte ganz anderer Art tätig. Auf dem noch völlig irrationalen und eruptiven Boden des Zeitgeschehens macht sich in Deutschland eine Gesetzesmacherei ad hoc breit. Wir Heutigen sehen uns dieser wild daherstürzenden und vielfach gewalttätig anmutenden Gesetzesflut ausgeliefert, die ein Zentrum lediglich in einem politischen Bedürfnis nach Rechtssicherheit hat, deren auflockernde und unterminierende Tendenzen aber nicht zu übersehen sind.

Die politischen Parteien haben bei einer solchen Gesetzgebung, die lediglich auf eine mehr äußere Rechtssicherheit abzielt, naturgemäß einen Einfluß, der der Geltendmachung zeitloser oder auf Ideen gerichteter Forderungen immer entgegensteht. Denn wiewohl auch in Parteien die Wandlungen des Geistes sich widerspiegeln, so ist doch offenbar, daß gegenwärtig nicht in ihnen sich jene geistigen Auseinandersetzungen abspielen, auf die es uns hier ankommen muß. So kann der ärztliche Beruf sich heute nicht zufälligen Konstellationen politischer Art anvertrauen. Insofern er sich gegenüber konkreten Angriffen und Bedrückungen zu wehren hat, sind freilich die politischen Gegebenheiten zu berücksichtigen. Aber es müßte doch in der Sphäre dieses notwendig freien und der Volksgesundheit zugewandten Berufes liegen, daß sie über die politische Welt hinausgreift. Zwar wird schließlich jede Tatsächlichkeit mit dem Politischen irgendwo sich berühren oder kollidieren. Aber die Feststellung, die der Arzt machen mußte, daß die Gesetzgebung taub ist für noch so wesentliche Voraussetzungen seines Berufes, zwingt ihn nunmehr, aus seiner umfassendsten Verantwortung heraus Stellung zu nehmen.

Um dies zu können, muß sogar er sich des juristischen Rüstzeugs bemächtigen, nicht nur das geltende Recht auf diesem Gebiete, sondern auch seine Beziehungen zu den anderen Teilen des Rechts überblicken und die entsprechende Gesetzgebung anderer Länder kennen. Ansätze in dieser Richtung zeigen sich neuerdings. Besonders vom englischen Recht heben sich die deutschen Verhältnisse im scharfen Kontrast ab.

Selbst an der Rechtsphilosophie darf der Arzt, der sich auf ein Allgemeines besinnen will, nicht vorübergehen, wenn er auch keine unmittelbare Hilfe bei ihr findet. Die Rechtsphilosophie ist kein irgendwie einheitliches Gebäude. Die Vertreter der einzelnen rechtsphilosophischen Richtungen haben nacheinander ein Naturrecht, die Sanktionierung des historisch Gegebenen (historische Schule), den Prozeß des werdenden und sich selbst wollenden Geistes (Hegel), den ökonomischen Materialismus (materielle Geschichtsauffassung), schließlich eine „allgemeine Rechtslehre" verabsolutiert. Diesen Richtungen steht, mit dem Impuls zum Eingreifen, neuerdings der Relativismus auch in der Rechtsphilosophie gegenüber. Nur er könnte vielleicht, mit der Möglichkeit gewaltiger praktischer Wirkung, aus einem philosophischen Zentrum jene Verabsolutierungen bisheriger Richtungen rechtsphilosophischen Denkens in ihrem zeitlosen Gehalt zusammenfassen. Aber Voraussetzung so mächtiger und einschneidender Wirkungen auf die öffentlichen Verhältnisse wäre eine unserer Zeit gemäße, aus ihr und zu ihr sprechende Weltanschauung. Heute schwebt das Recht völlig in der Luft und ist ohne irgendeine substantielle Verwurzelung den Menschen und Dingen auferlegt.

So kann der Arzt allein aus seiner geistigen Existenz seine Forderungen an die Allgemeinheit richten. Er sieht sich täglich einer unermeßlichen Fülle von Erscheinungen gegenüber, denen er zwar mit dem vollen Impuls seines Erkenntniswillens entgegentritt; aber seine Intuition, sein Verstehen, seine wissenschaftlichen Theorien muß auch er, der in täglicher Erfahrung mit dem Schicksal kranker Menschen ringt, an der Grenze alles Lebendigen relativieren. Diese dem Beruf innewohnende geistige Haltung würde sich selbst falsch verstehen, wenn sie sich in Skepsis verlöre. Denn gerade diese Haltung verleiht dem Arzt den Mut, daß er, ohne sich auf theoretische Geschichtsauffassungen und wandelbare rechtsphilosophische Standpunkte festzulegen, inmitten des ihn bedrohenden Zeitgeschehens selbständig Stellung nimmt. Die Ehrfurcht, die die Unendlichkeit aller Erscheinungen und das eigene Selbst einbegreift, macht ihm zugleich den Glauben an seine Berufung aus. Sie verleiht ihm das Bewußtsein, im Recht zu sein, wenn er eine Gesetzgebung fordert, die bereit ist, seine wahre Bestimmung, die er fühlt, zu schützen.

V.

Der bis auf die Grundvesten erschütterte Arztberuf sieht sich also ganz auf sich selbst gestellt. Er muß selbst die Aufgabe übernehmen, künftiger Legislative den Weg zu weisen. Er kann es, wenn er sich auf das wahre Wesen seines Berufs besinnt und dem Volke, mit dem er in breiter Kommunikation steht, wieder gegenwärtig macht, was der Arzt bedeutet.

Aber diese Möglichkeit zu wesenhaftem ärztlichen Wirken ist bereits jetzt sehr ernstlich gefährdet! Nunmehr geht die Saat der vergangenen Jahrzehnte auf. Nicht die heutige Armut unseres Volkes, selbst nicht die ohnmächtige und täppische Art der Gesetzesflickerei auf diesem Gebiet tragen die Schuld in erster Linie. Die Fehler vielmehr, die bei der Schöpfung der Reichsversicherungsordnung gemacht und im wesentlichen kritiklos vom heutigen Gesetzgeber übernommen werden, sind verantwortlich für eine geradezu verheerende Entwicklung, die jetzt einsetzt, wo gerade unabsehbare Möglichkeiten für weitgespannte

Aufgaben vor dem Arzt zu liegen scheinen. Der Kardinalfehler der Gesetzgebung ist das direkte Vertragsverhältnis der Ärzte mit den Krankenkassen, das diese überhaupt erst zu „Unternehmern", den Arzt zum „Arbeitnehmer" gemacht hat; denn das Arbeitsangebot wird hinsichtlich der Anzahl der Anzustellenden und des Entgeltes überall in der Wirtschaft vom Unternehmer entschieden: Zur Zeit ist man nahe daran, die Ärztezahl des Volkes von der Zufriedenheit der Krankenkassen mit ihrer Rentabilität abhängig zu machen. Es ergibt sich die unhaltbare Lage, daß dem Verlangen der Volksgesundheit nach einer ärztlichen Reserve für Katastrophen, wie Krieg und Seuchen, nicht mehr Rechnung getragen werden kann. Der Forderung, daß jeder dazu bereite Arzt in der Sozialversicherung tätig sein kann, hätte sich der Staat — wäre er der Versicherungsträger — niemals entziehen können. Wer sich das nicht vergegenwärtigt, wird leicht geneigt sein, Einwendungen der Kassen, die aus ihrem Unternehmertum fließen, nachzugeben. Die gesetzliche Festlegung der freien Arztwahl und ihre ökonomische Ermöglichung sind unvermeidlich geworden. Heute hält sich der Staat noch verpflichtet, sogar das Kurpfuschertum zuzulassen. **Kann er da die freie Selbstbestimmung des kranken Staatsbürgers** in der sich immer mehr ausbreitenden Sozialversicherung reglementieren wollen? Wie irregeleitet in ihrer Einschätzung der grundlegenden Erfordernisse der Volksgesundheit müssen die Organe des Staates sein, wenn sie gegenwärtig auf und daran waren, das elementare, fast schon kreatürliche Recht — die Entscheidung über die Notwendigkeit ärztlicher Inanspruchnahme — der Selbstbestimmung zu entreißen und sie den Unberechenbarkeiten subalterner, medizinisch ungebildeter Persönlichkeiten zu überlassen!

Mußte in der Vorkriegszeit schon zur Einschränkung der Frequenz der Medizinstudenten aufgefordert werden, so ist nunmehr das fast Unglaubliche eingetreten, daß die Vertretung der ärztlichen Wirtschaftsinteressen auf Universitäten, Schulen und in der öffentlichen Meinung den generellen Ruf verbreiten läßt, „studiert nicht mehr Medizin"! Der ärztlichen Organisation soll hier daraus kein Vorwurf gemacht werden; denn die vorliegende Arbeit beschuldigt die Gesetzgebung, daß sie den Imponderabilien aller Art und der Entscheidung der rohen Gewalt überlassen hat, was aus der deutschen Ärzteschaft und auch aus der deutschen medizinischen Wissenschaft wird. Wie soll diese ohne Medizinstudenten oder vor gar überwiegend ausländischen Hörern noch fortvegetieren? Wie sollen es junge Studenten wagen, dies kostspielige und mit werkstudentischer Arbeit nicht verträgliche Studium auf sich zu nehmen, um, nachdem das Prinzip der „freien Arztwahl" preisgegeben ist, eine geringe Hoffnung auf Anstellung in allzu mageren „Pfründen" zu haben? Denn die durch die Inflation ihrer Ersparnisse beraubten Ärzte werden ihre Stellen bei den Kassen bis zum Erlöschen ihrer Lebenskräfte behalten. Es müßte denn sein, daß auch noch dieser Strohhalm nach Verfahren, wie sie sonst in der Wirtschaft Brauch sind, alten Ärzten entrissen wird. Soll also die Wissenschaft, vom Nachwuchs abgeschnitten, ihren kostspieligen Apparat für diese Ärzte fortsetzen, die sich im Erwerbskampf verbrauchen, in vorgefaßten Meinungen erstarren, ohne von nachdrängender Jugend beunruhigt und stimuliert zu werden? Wie denkt man überhaupt, daß wissenschaftlicher Betrieb von Angehörigen eines verknechteten Standes geleistet werden kann? Diese Frage ginge in der Tat ernstlich die Universitäten und die Kultusministerien der Länder an.

Es kann zu spät sein! Aber der Wahnsinn beginnt doch — im großen gesehen — schließlich erst jetzt. Vielleicht gibt es noch ein Halten!

Wir haben den Gesetzgebern in Regierung und Parlament zu sagen, daß eine Gesetzgebung sinnlos ist, die Substantielles zum Ersticken bringt. Wenn man aber die Grundlagen für ärztliche Berufsausübung noch so bescheiden annimmt, so müßten sie doch auch in der Sozialversicherung den Arztberuf als einen freien Beruf bestehen lassen. Das müßten Staat und Gesellschaft vor allem begreifen! Unter Freiheit des Berufs in der Sozialversicherung muß verstanden werden, daß jeder Arzt seine Pflichten in vollem Umfange erfüllen kann unter Wahrung all der Imponderabilien, die Berufsfreudigkeit, Initiative, lebendige Kommunikation mit dem Kranken, schöpferische Impulse jeder Art möglich machen. Jeder Arzt muß mit seiner Innerlichkeit Arzt sein können, jeder, der es will, Arzt werden und Arzt bleiben können, solange er seine Pflichten erfüllen kann.

Um aber die innere Freiheit zu retten, die freilich notwendig die äußere voraussetzt, ist zu verlangen, daß die Gesetzgebung durch den Rat Sachkundiger beeinflußt wird. Eine Korporation, der die besten Vertreter medizinischer Wissenschaft und ärztlichen Selbstbewußtseins angehören, wäre von Staatswegen zu begründen, ihre Stimme in verbindlicher Weise zu hören. Sie hätte das Ganze ärztlicher Berufsausübung in untadeliger, die allgemeine Achtung des Volkes verdienender Weise zu beobachten und zu kontrollieren, seine Verwirklichung auf jede Weise möglich zu machen. Leider hat die Uninteressiertheit der meisten medizinischen Universitätslehrer an der Neuerscheinung zunächst wirtschaftlicher Kämpfe, die heute aber den ganzen Komplex der Berufsausübung einschließen, die kämpfende Ärztemasse von den medizinischen Fakultäten abgetrennt. Diese völlige Ausschaltung der Universität hat es bewirkt, daß praktische Ärzte und Spezialärzte an Stelle von Universitätslehrern an führende Stelle traten, die der Wurzelhaftigkeit medizinischer Denkungsart ermangelten, deren Stätten die Universitäten sein sollten. Ein Führertum, besser „Geschäftsführertum" ist entstanden, das vielfach nur auf dem Gebiet des allmählich schon historisch gewordenen „arztpolitischen" Geschehens sachkundig ist. Unter diesen Führern, soweit sie nicht Persönlichkeiten unbedingten Forderns vor sich selbst und der Allgemeinheit waren, herrschte mehr und mehr eine auf die Ohnmacht der Verhältnisse verweisende Resignation vor; ein subalterner Geist breitete sich aus und ergriff auch die geführte Ärzteschaft. Zur „Masse" der Ärzte in den Großstädten schienen diese Führer nicht von der leidenschaftlichen Liebe beseelt zu sein, die heute mehr als wohl jemals nottut. Vor allem aber entbehrte dieses Führertum einer an letzten Zielen orientierten Besinnung auf die Substanz ärztlicher Berufung. Zwar könnte auch die vorgeschlagene Korporation eines Einschlags von Ärzten mit praktischen Erfahrungen nicht entbehren, ihr wesentlicher Kern müßten doch Männer der Wissenschaft und Vertreter ärztlicher Kunst sein. Zweifelsfrei müßte sie den wahren Berufszweck in sich vor der Öffentlichkeit repräsentieren. Man kann sich leicht vorstellen, daß das bloße Vorhandensein einer so wuchtigen ärztlichen Gestalt wie die Virchows — von seinen politischen Fähigkeiten sogar abgesehen — hingereicht hätte, um vor der öffentlichen Meinung einen solchen Gang der Entwicklung unmöglich zu machen.

Es bedarf keines Hinweises, daß innere Freiheit mit der Klarstellung und Sicherstellung der ökonomischen Grundlagen weitgehend und unauflöslich verbunden bleibt. Im Gegensatz zur Antike, wo der geistige Beruf lange das Monopol der Wohlhabenden war, die ohne Entgelt existieren konnten, sind in unserer heutigen Gesellschaftsordnung dazu keine Voraussetzungen mehr gegeben. Die vorliegende Schrift vermag nicht gegen die Verankerung ärztlicher Berufsausübung im Gewerberahmen Stellung zu nehmen; denn es ist nicht zu bezweifeln, daß wesenthaftes Arztsein in ihm längst möglich geworden ist. Zwar trennt der gewerbliche Zuschnitt noch immer die einzelnen Ärzte weitgehend voneinander, verhindert ihre berufliche und menschliche Verbundenheit und verschärft ungehörig den unvermeidbaren, sogar erwünschten Wettstreit. Andererseits haben die ärztlichen Standesvereine doch wenigstens dies vermocht, gewisse disziplinierende Vorschriften, die aus alten Zeiten überkommen waren, zur Geltung zu bringen, so daß diejenigen, die sie nicht beachten, gegen die gesellschaftliche ärztliche Berufsehre verstoßen. Auch gegenüber dem Patienten ist ein Ausgleich geschaffen. Es ist selbstverständlich geworden, in gemäßer Weise zu liquidieren, in geeigneten Fällen das Honorar zu erlassen. Die Konkurrenz der Ärzte bewirkt eher gegenseitige Unterbietung als Übervorteilung des Patienten. Gegen die Einordnung in den Gewerberahmen haben sich früher immer wieder ernsthafte, am Wesen des ärztlichen Berufes orientierte Männer erhoben, die sich jener Zeiten erinnerten, in denen sich die Ärzte, weil sie in ökonomischer Unabhängigkeit vom Beruf existierten, mit bloßem Ansehen begnügen konnten. Besonders in der Zeit des deutschen Idealismus haben damalige Repräsentanten der ärztlichen Idee die gewerbliche Ausbildung des Arztberufes als „Verletzung des menschlichen Gefühls im Arzte" empfunden, jenen unlösbaren Widerstreit, daß der Arzt im innigsten Verkehr mit dem Patienten zugleich als Gewerbeausübender dasteht[1]). Es gibt wohl auch heute nur wenige Ärzte, die dies Verhältnis nicht in irgendeiner Situation peinlichst empfunden haben. Die Abschaffung der gewerblichen Einordnung aber brächte die Bureaukratisierung, die Regelung öffentlicher Beziehungen, die in der Sozialversicherung unvermeidbar ge-

---

[1]) Friedrich Nasse.

worden sind, mit sich. Das „Recht" versteht den Erwerb so, daß der ökonomische Zweck des Subjekts, davon zu leben, zugleich die Arbeit für den voraussetzt, von dem er zu leben gedenkt (Jhering). Man begreift, wie innerhalb dieser Auffassung bisher noch die ärztliche Tätigkeit ihren Platz finden konnte. Böswillige Verzerrung deutet die rechtliche Verankerung des Arztes in der Gewerbeordnung ins rein Quantitative um, spricht vom Arzt als einem „Kleingewerbetreibenden". Demgegenüber kann auf ein Urteil des Reichsgerichts aus dem Jahre 1918 [1]) verwiesen werden: Der Arztberuf sei gesetzgeberisch erfaßt nicht Gewerbebetrieb, sondern beherrscht von dem kategorischen Imperativ rein humaner Wirksamkeit. „Arzt" aber sei ein durch die Gewerbeordnung bestimmter Rechtsbegriff, der durch die Approbation allein erfüllt werde. Dagegen sei der Arztberuf kein Gewerbe, sondern vielmehr durch eine Reihe öffentlich-rechtlicher Pflichten gekennzeichnet.

Man gewahrt zugleich, daß entsprechende grundsätzliche und normgebende Auffassungen über das Arztsein in der Sozialgesetzgebung völlig fehlen. Deswegen muß es der Beruf als eine verzweifelte Lage erleben, daß ihm, während jene gewerbliche Grundlage zusehends versinkt, an Stelle der freien „Werbung" um jeden einzelnen, nunmehr eine vertrustete privilegierte Genossenschaft entgegentritt und ihn in Fesseln jeder Art schlägt. Sie drückt die geistige und ökonomische Existenz der für sie arbeitenden Ärzteschaft in früher nicht für möglich gehaltenem Umfang herunter. Die Ärzte, die früher im Alter, während einer Krankheit und im Falle einer Invalidität aus gespartem, geerbtem oder erheiratetem Vermögen eine Rente bezogen, sind heute, da es diese Möglichkeit nicht mehr gibt, und ohne daß jemand, vor allem der Staat dieser Veränderung Rechnung trägt, Tagelöhnern gleich auf den Verdienst angewiesen. Jeden Augenblick können sie selbst, an der Ausübung ihres Berufs verhindert, jede Not erleiden. Diejenigen, denen sie Helfer sein sollen, sind eben durch die Sozialversicherung in ihrer Existenz in jedem Anbetracht besser gesichert. Derzeitige Bestrebungen der Ärzteschaft, sich gegen Alter, Invalidität, Krankheit zu sichern, würden nur bei wesentlicher Privatpraxis sich verwirklichen können. Ohne diese

---

[1]) Ebermayer: Arzt und Patient in der Rechtsprechung, S. 17.

sind sie aussichtslos. Derartiges kann sich schon heute der Ärztestand nicht mehr leisten. Nur die Gesetzgebung kann und muß diese Aufgabe der Sicherstellung ärztlicher Lebenshaltung übernehmen. Diese Sicherheit kann allein die bisher nur erzwungene Abgeltung ärztlicher Leistung mit gegenüber der Privatpraxis verringertem Honorar berechtigt erscheinen lassen.

Aber auch die Institutionen, für die er wirken soll, müßten freien Geistes sein. In ihrer heutigen Gestalt sind sie zu Stätten ärztlicher Knechtung geworden; die Verblendung ihrer Leiter ist nichtsahnend gegenüber der gewaltigen Wirklichkeit dieses zeitlosen Berufes. Sieht man aber von den heutigen Krankenkassengroßunternehmen ab, und berücksichtigt nur, was der Gesetzgeber selbst ursprünglich geschaffen hatte, so sind die Kassen lediglich Organe, die auf Grund öffentlichrechtlichen Versicherungszwanges Gelder zu sammeln und auszugeben hatten. Das besagte der Begriff einer Kasse. Das System der Versicherung an sich, sei es durch den jetzigen wenn auch zu vereinfachenden Modus der Beitragserhebung, sei es durch noch viel weitere Vereinfachung (Kleben von Marken, damit verbundene Verminderung des technischen Apparates im rein geschäftlichen Teil, wurde neuerdings vorgeschlagen), wäre an sich tragbar. Aber, was nicht länger ohne weitere Zerstörung wertvollster nationaler Güter möglich wäre, ist, daß diese Institute der Krankenhilfe auch ihre geistige Struktur aus dem Modus, wie die Mittel aufgebracht und verausgabt werden, beziehen. Auch bei kirchlichen Wohlfahrtseinrichtungen muß z. B. eine Bilanz dafür maßgebend sein, wie weit der Zweck der Kirche verwirklicht werden kann. Müßte das aber dort die Art und Weise ihrer Anwendung beherrschen?

Der Ärzteschaft hat man bisher jede Einflußnahme auf die Gestaltung dieser ihrem eigentlichen Zwecke nach fürsorgenden Organe verwehrt; man war mißtrauisch, daß der ärztliche Stand, indem er sich des seitherigen Gebrauchs seiner Wirkungsmöglichkeiten beraubt sah, nicht die „sachlichen" Notwendigkeiten begreifen und ihnen zur Wirklichkeit verhelfen wollte. Durch diese Periode des Mißtrauens sind wir lange genug gegangen. Weiter geht das ohne Schaden für die Allgemeinheit nicht mehr. Endlich muß charitativer und volkstümlicher Geist und nicht der des Unternehmers und der Versicherungsgesellschaft in den Organen der Krankenhilfe vorherrschen, müssen diese eine Gestalt erhalten, die auch die politische Färbung ausschaltet. Diese künftigen Institutionen müßten zeigen, daß es heute möglich sein kann, ohne kirchlichen Rahmen die Menschlichkeit und nicht den Leistungsumfang zum Mittelpunkt zu machen. Sie hätten der Fürsorge jeglichen Charakter von Almosenausteilung zu nehmen, nicht nur, damit die schon heute Versicherten vor derartigen unfreien Empfindungen bewahrt blieben; sondern vor allem auch mit Rücksicht auf die noch Ärmeren, nicht mehr Werktätigen und in Not Befindlichen muß in einer die innere Freiheit dieser Menschen hebenden Weise würdig gesorgt sein. Es soll hier nicht näher ausgeführt werden, daß man richtiger sowohl alle Zweige der sozialen Fürsorge als auch der öffentlichen Gesundheitspflege überhaupt (Bekämpfung der Geschlechtskrankheiten, des Alkoholismus usw.) künftighin zu einem großen übergreifenden Ganzen vereinigte. Dieses Ganze müßte aber eben ein charitatives Zentrum haben, wie auch das ärztliche Wirken ohne ein solches undenkbar ist.

Wie die Versicherten selbst zu einer Vertretung in der Spitze einer solchen Institution kämen, hinge von der Art ihres Aufbaues ab. In der heutigen Gestalt der Sozialversicherung war, wie wir sahen, der Versicherte in jedem Anbetracht schutzlos. Es wäre vollkommen sinnlos, wollten die heutigen Institute „Extraabteilungen" einrichten, um charitativen Erwartungen entgegenzukommen. Sie würden auf dem Boden der heutigen Einrichtungen niemals gedeihen!

Die Ärzteschaft müßte jedenfalls überhaupt jegliche direkte vertragliche Bindung an die Krankenkassen als korrumpierend und herabziehend ablehnen. Die völlige Trennung der Parteien ist die einzige Möglichkeit leidlich geordneter Zustände. Hier können die englischen Verhältnisse anregend wirken. Eine Gesetzgebung, die den Arzt auf irgendeine Weise moralisch von den Organen der Krankenhilfe abhängig sein läßt, ihn ökonomisch diesen gegenüber auf Selbsthilfe verweist, dem Volke die Zahl der Ärzte, dem einzelnen Kranken sein Selbstbestimmungsrecht vielfältig beschränkt, eine Gesetzgebung, welche sogar die Wissenschaft einschnürt, indem sie den Nachwuchs hemmt, welche Arzt gegen Arzt ausspielt, verletzt die Würde und Freiheit nicht nur des deutschen Arztes, sondern auch die der Nation selbst.

Es sollte nicht die wesentliche Aufgabe dieser Darstellung sein, spezialisiertere Vorschläge zu einer neuen Gesetzgebung zu machen. In diesem Fall kann das der Einzelne überhaupt nicht. Darauf kommt es hier an, daß er zur gegebenen Situation Stellung nimmt und sie ablehnt, weil er sie an dem Hintergrund einer ihm lebendigen Berufsidee abmaß. Solche Ablehnung kann von der Nation, so hofft er, schließlich nicht übersehen werden. In thesenhafte Form gebrachte Vorschläge zur Änderung der Gesetzgebung, welche die integrierendsten Gesichtspunkte dieser Darstellung berücksichtigt, wurden im Anhang mitgeteilt[1]).

Die Kooperation für denselben Rechtszweck, meint Jhering, komme nur dadurch zustande, daß die Interessen aller konvergierend in demselben Endpunkt zusammentreffen. Die bisherige Gesetzgebung hat es aber, wie wir sahen, unterlassen, die Voraussetzung für einen Apparat zu schaffen, der für eine solche innere Zusammenarbeit der Zweckgenossen hätte geeignet sein können, d. h. die Ärzte mit denjenigen zu gemeinsamem ernsthaften Wirken vereinigt hätte, für die das Gesetz im Falle der Krankheit und anderer Möglichkeiten wirtschaftlicher Ohnmacht infolge körperlicher Gebrechen eintreten wollte. Ohne eine solche Vereinigung der Zweckgenossen auf ein substantielles Ziel muß die Sozialversicherung ihren unlebendigen vielfach unmenschlichen und vom Volke mißtrauisch betrachteten Charakter behalten. „Die religiöse Wurzel des modernen ökonomischen Menschentums", so schließt Max Weber seine Wirtschaftsgeschichte, „ist abgestorben. Heute steht der Berufsbegriff als caput mortuum in der Welt. Das Wirtschaftsethos war auf dem Boden des asketischen Ideals entstanden; jetzt wurde es seines religiösen Sinns entkleidet. Es war möglich, daß die Arbeiterklasse sich mit ihrem Los beschied, solange man ihr die ewige Seligkeit versprechen konnte. Fiel diese Vertröstung weg, so mußten allein daraus jene Spannungen innerhalb der Gesellschaft sich ergeben, die seitdem noch ständig im Wachstum begriffen sind."

Den Arzt, dessen Aufgaben sich, wie darzustellen versucht wurde, heute mehr als zuvor den Besonderheiten des Einzelschicksals zuwenden, möchten aber gerade diejenigen, deren tragisches Schicksal

---

[1]) Abweichende, gemeinsam mit anderen Ärzten verfaßte Richtlinien liegen ihnen als Anregung zugrunde. Vgl. Gr. Berl. Ärzteblatt vom 23. Februar 1924.

es ist, um ihrer Daseinsfristung willen einem caput mortuum zu dienen, vielfach mit in diesen Abgrund reißen. Bleiben die Verhältnisse wie sie sind, so ist, wie es scheint, das Schicksal der deutschen Ärzteschaft besiegelt, aber auch der kostbare Besitz des deutschen Volkes an einer hochstehenden ärztlichen Kultur dahin. Eine Zeitlang wird man eine bloß vegetierende zum Handlangertum herabgewürdigte ärztliche Leistung, die in partieller Tüchtigkeit noch dem Boden des bisherigen Hochstandes entstammt, für billiges Geld sich „leisten" können, aber alsbald muß auch diese Leistung, wenn der Nachwuchs, der seiner hohen Aufgabe wert ist, ausbleibt, zur Minderwertigkeit herabsinken. Denn ein Beruf von der Artung des ärztlichen kann eines nicht überleben: daß er von einer ehrwürdigen Tradition abgeschnitten, das Zentrum seiner Innerlichkeit verliert.

Anhang.

Abänderungsvorschläge zur R.V.O.

1. Die Krankenkassen haben die Aufgabe, den erkrankten Arbeiter und Angestellten sowie deren Familie vor solcher Not, die durch die ökonomischen Folgen und Begleitumstände einer Krankheit entsteht, zu bewahren. Die Struktur der Krankenkassen ist ihrem charitativen Grundgedanken allein anzupassen.

2. Die Geschäftsführung der Krankenkassen unterliegt der Aufsicht durch die öffentlichen Behörden. Daneben ist sie verantwortlich den neuzubildenden Organen der Versicherten; diese haben das Recht, den Vorstand zur Verantwortung zu ziehen, bzw. Neuwahlen zu verlangen.

3. Die Erzielung geschäftlichen Nutzens, Anhäufung von Geld und Werten über die gesetzlich festzulegenden Notwendigkeiten hinaus ist den Krankenkassen untersagt.

4. Die Krankenkassen haben weder direkt noch indirekt auf die Art oder den Umfang der ärztlichen Behandlung Einfluß, jedoch hat diese in der freiesten und das Selbstbestimmungsrecht der einzelnen Kranken achtenden Weise zu erfolgen.

5. Die Krankenkassen gewähren alle zur unmittelbaren Heilwirkung erforderlichen Mittel (Versorgung mit Arznei, Heilmittel aller Art, Krankenhausaufnahme, Heilverfahren) sowie

Krankengeld. Die Krankenhilfe, soweit sie von den Krankenkassen zu leisten ist, umfaßt jedoch nicht die ärztliche Behandlung.

6. Ärztliche Behandlung wird gewährleistet von einer Zwischenstelle, die somit der eigentliche Versicherungsträger für ärztliche Behandlung ist.

7. Die Zwischenstelle ist eine Reichsbehörde.

8. Die Mittel zur Abgeltung der ärztlichen Behandlung werden nach einem bestimmten Prozentsatz der aufgebrachten Beiträge seitens der Kassen der Zwischenstelle zur Verfügung gestellt; ein Teil der Mittel zur Abgeltung der ärztlichen Leistung wird aber durch Staatssteuern aufgebracht.

9. Irgendwelche vertraglichen Abmachungen zwischen Krankenkassen und Ärzten unterbleiben.

10. Der Zwischeninstanz ist eine Korporation, bestehend aus gewählten Vertretern des Ärztestandes, beizugeben, die Männer der Wissenschaft und Praxis sein müssen.

11. Die Korporation ist mit öffentlicher Verantwortlichkeit versehen. Ihre Ansicht gilt als sachverständig in allen die ärztlichen Erfordernisse der Sozialversicherung betreffenden Fragen. Der Korporation steht ein Vetorecht zu.

12. Die Korporation hat alle sozialen, den Ärztestand betreffenden Fragen grundlegend zu bearbeiten und die ökonomische Existenz des Arztes in einer dem wichtigen Beruf entsprechenden Weise den jeweiligen allgemeinen Verhältnissen anzupassen.

13. Die Korporation entwirft gemeinsam mit der Zwischenstelle die mit der Ärzteschaft abzuschließenden Verträge. Regulierende Vorschriften über ärztliche Behandlungsmethoden erläßt die Zwischeninstanz nur auf Vorschlag der sachverständigen Korporation.

14. Die Zwischenstelle als Versicherungsträger für die ärztliche Behandlung schließt die Verträge mit der organisierten Ärzteschaft ab.

15. Der ärzliche Beruf ist zur Wahrung seiner inneren Unabhängigkeit in jeder Beziehung frei.

16. Durch die Erhebung von Staatssteuern für die Beteiligung an der Abgeltung ärztlicher Leistung erkennt der Staat an, daß die Gesamtheit der Ärzteschaft ein nationales Gut dar-

stellt, das sich aber im wesentlichen Umfange in der Sozialversicherung auswirkt.

17. Den mit den Ärzten zu treffenden Abmachungen wird daher das nationale Interesse an der deutschen Ärzteschaft und Volksgesundheit, nicht das errechnete Bedürfnis der Sozialversicherung zugrunde gelegt.

18. Die Ärzteschaft ist nach dem Prinzip der **Selbstverwaltung** zu organisieren und regelt ihre eigenen Angelegenheiten.

19. Als Äquivalent für die als einzigem im Staat vom Arzt verlangte Leistung gegen geringeres Entgelt unterhält die Zwischeninstanz eine Sozialversicherung der Ärzte gegen Tod, Krankheit und Invalidität, deren Geschäftsführung aber der Selbstverwaltung der Ärzteschaft untersteht.

20. Der Arzt ist kein Beamter.

21. Jeder dazu bereite Arzt kann in der Sozialversicherung tätig sein.

Verlag von Julius Springer in Berlin W 9

Soziale Pathologie. Versuch einer Lehre von den sozialen Beziehungen der Krankheiten als Grundlage der sozialen Hygiene. Von Professor Dr. med. **Alfred Grotjahn.** Mit Beiträgen zahlreicher Fachgenossen. Dritte, neubearbeitete Auflage. (VIII u. 536 S.) 1923.
18,50 Goldmark; gebunden 21 Goldmark / 4,50 Dollar; gebunden 5 Dollar

Sozialärztliches Praktikum. Ein Leitfaden für Verwaltungsmediziner, Kreiskommunalärzte, Schulärzte, Säuglingsärzte, Armen- und Kassenärzte. Von Prof. Dr. med. **A. Gottstein,** Ministerialdirektor der Medizinalabteilung im Preuß. Ministerium für Volkswohlfahrt, und Dr. med. **G. Tugendreich,** Abteilungsvorsteher im Medizinalamt der Stadt Berlin. Bearbeitet von zahlreichen Fachgenossen. Zweite, vermehrte und verbesserte Auflage. Mit 6 Textabbildungen. (X u. 496 S.) 1921. 10 Goldmark / 2,40 Dollar

Das Problem der Fruchtabtreibung vom medizinischen, juristischen und nationalökonomischen Standpunkt. Von **Friedrich Lönne,** Privatdozent Dr. med. et Dr. phil. Gelsenkirchen-Göttingen, Chefarzt der Frauenklinik am Elisabethkrankenhaus Erle. Mit einem Geleitwort von Oberreichsanwalt Dr. **Ludwig Ebermayer,** Reichsgericht Leipzig. (42 S.) 1924.
1,50 Goldmark / —,40 Dollar

Grundriß der Hygiene für Studierende, Ärzte, Medizinal- und Verwaltungsbeamte und in der sozialen Fürsorge Tätige. Von Professor Dr. med **Oscar Spitta,** Geh. Regierungsrat, Privatdozent der Hygiene an der Universität Berlin. Mit 197 zum Teil mehrfarbigen Textabbildungen. (XII u. 534 S.) 1920.
13,50 Goldmark; gebunden 16,80 Goldmark / 3,25 Dollar; gebunden 4 Dollar

Soziale Medizin. Ein Lehrbuch für Ärzte, Studierende, Medizinal- und Verwaltungsbeamte, Sozialpolitiker, Behörden und Kommunen. Von Dr. med. **Walther Ewald,** Privatdozent der Sozialen Medizin an der Akademie für Sozial- und Handelswissenschaften in Frankfurt a. M., Stadtarzt in Bremerhaven.
Erster Band: **Bekämpfung der Seuchen und der allgemeinen Sterblichkeit.** Mit 76 Textfiguren und 5 Karten. (XI u. 592 S.) 1911.
18 Goldmark / 4,30 Dollar
Zweiter Band: **Soziale Medizin und Reichsversicherung.** Mit 75 Textfiguren. (XII u. 702 S.) 1914. 26 Goldmark / 6,25 Dollar

Praktikum der sozialen Zahnheilkunde. Bearbeitet von zahlreichen Fachgelehrten. Herausgegeben von Dr. **Alexander Drucker,** Referent im Preuß. Ministerium für Volkswohlfahrt. Mit einem Geleitwort von Professor Dr. **A. Grotjahn,** Berlin. Mit 2 Textabbildungen und zahlreichen Tabellen. (X u. 246 S.) 1921.
Gebunden 7,50 Goldmark / Gebunden 1,80 Dollar

Grundlagen ärztlicher Betrachtung. Einführung in begriffliche und konstitutions-pathologische Fragen der Klinik für Studierende und Ärzte. Von Dr. **Louis R. Grote,** Privatdozent, Oberarzt der Medizinischen Universitätsklinik in Halle a. S. Mit 2 Textabbildungen. (IV u. 82 S.) 1921.
2 Goldmark / —,50 Dollar

Verlag von Julius Springer in Berlin W 9

FACHBÜCHER FÜR ÄRZTE
Herausgegeben von der Schriftleitung der Klinischen Wochenschrift

Band I: M. Lewandowsky, **Praktische Neurologie für Ärzte.** Vierte, verbesserte Auflage von Dr. R. Hirschfeld, Berlin. Mit 21 Abbildungen. (XVI u. 396 S.) 1923.
Geb. 12 Goldmark / Geb. 2,90 Dollar

Band II: **Praktische Unfall- und Invalidenbegutachtung bei sozialer und privater Versicherung, Militärversorgung und Haftpflichtfällen** für Ärzte und Studierende. Von Dr. med. Paul Horn, Privatdozent für Versicherungsmedizin an der Universität Bonn. Zweite, umgearbeitete und erweiterte Auflage. (X u. 280 S.) 1922. Geb. 10 Goldmark / Geb. 2,40 Dollar

Band III: **Psychiatrie für Ärzte.** Von Dr. Hans W. Gruhle, a. o. Professor der Universität Heidelberg. Zweite, vermehrte und verbesserte Auflage. Mit 23 Textabbildungen. (VI u. 304 S.) 1922.
Geb. 7 Goldmark / Geb. 1,70 Dollar

Band IV: **Praktische Ohrenheilkunde für Ärzte.** Von A. Jansen und F. Kobrak, Berlin. Mit 104 Textabbildungen. (XXII u. 362 S.) 1918. Geb. 8,40 Goldmark / Geb. 2 Dollar

Band V: **Praktisches Lehrbuch der Tuberkulose.** Von Professor Dr. G. Deycke, Hauptarzt der Inneren Abteilung und Direktor des Allgemeinen Krankenhauses in Lübeck. Zweite Auflage. Mit 2 Textabbildungen. (VI u. 302 S.) 1922.
Geb. 7 Goldmark / Geb. 1,70 Dollar

Band VI: **Infektionskrankheiten.** Von Prof. Georg Jürgens, Berlin. Mit 112 Kurven. (VI u. 341 S.) 1920.
Geb. 7,40 Goldmark / Geb. 180 Dollar

Band VII: **Orthopädie des praktischen Arztes.** Von Prof. Dr. August Blencke, Facharzt für orthopädische Chirurgie in Magdeburg. Mit 101 Textabbildungen. (X u. 289 S.) 1921.
Geb. 6,70 Goldmark / Geb. 1,60 Dollar

Band VIII: **Die Praxis der Nierenkrankheiten.** Von Prof. Dr. L. Lichtwitz, Ärztlichem Direktor am Städtischen Krankenhaus Altona. Zweite Auflage. In Vorbereitung

Band IX: **Die Syphilis.** Kurzes Lehrbuch der gesamten Syphilis mit besonderer Berücksichtigung der inneren Organe. Unter Mitarbeit von Fachgelehrten, mit einem Schlußwort von A. v. Wassermann herausgegeben von E. Meirowsky, Köln, und Felix Pinkus, Berlin. Mit 79 zum Teil farbigen Abbildungen. (VIII u. 572 S.) 1923. Geb. 27 Goldmark / Geb. 6,50 Dollar

Band X: **Die Krankheiten des Magens und Darmes.** Von Dr. Knud Faber, o. Professor an der Universität Kopenhagen. Aus dem Dänischen übersetzt von Professor Dr. H. Scholz, Königsberg i. Pr. Mit 70 Abbildungen. (V u. 284 S.) 1924.
Geb. 15 Goldmark / Geb. 3,60 Dollar

Die Bezieher der »Klinischen Wochenschrift« erhalten die »Fachbücher für Ärzte« zu einem dem Ladenpreis gegenüber um 10% ermäßigten Vorzugspreis.

MIX
Papier aus verantwortungsvollen Quellen
Paper from responsible sources
FSC® C105338

If you have any concerns about our products,
you can contact us on
ProductSafety@springernature.com

In case Publisher is established outside the EU,
the EU authorized representative is:
**Springer Nature Customer Service Center GmbH
Europaplatz 3, 69115 Heidelberg, Germany**

Printed by Libri Plureos GmbH
in Hamburg, Germany